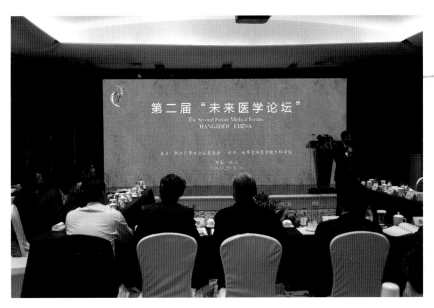

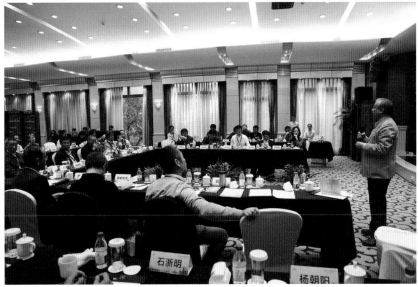

第二届"未来医学论坛"现场

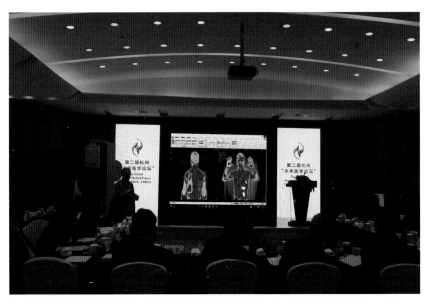

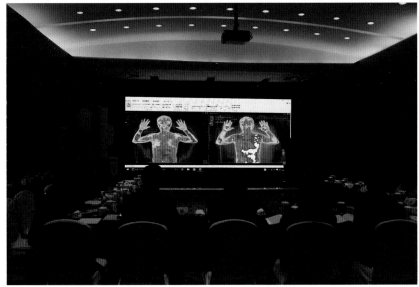

论坛现场针灸前后的 TTM 显示

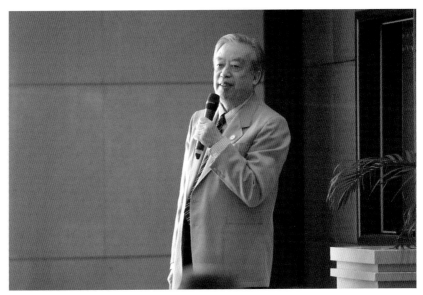

主讲人　杨炳忻

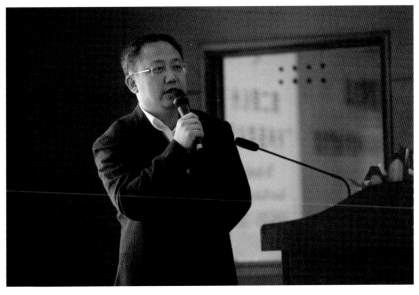

主讲人　杜嚣

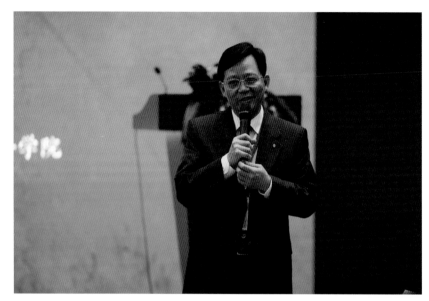

主讲人　郭清

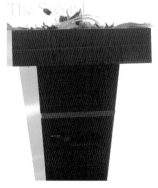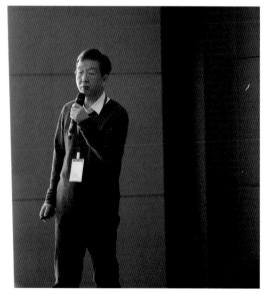

主讲人　尹岭

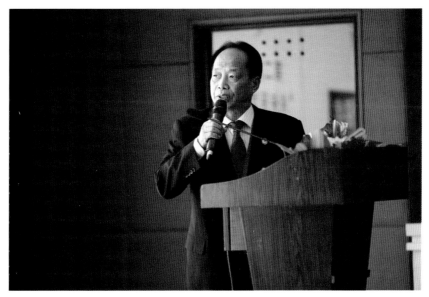

主讲人　郑伟达

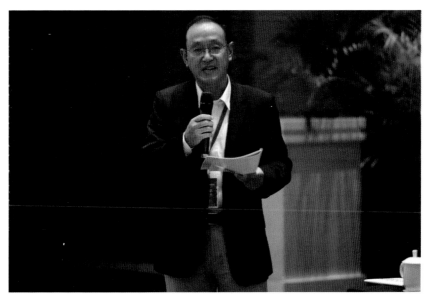

主讲人　薛史地夫

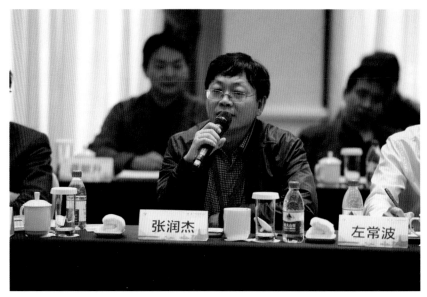

主讲人　张润杰

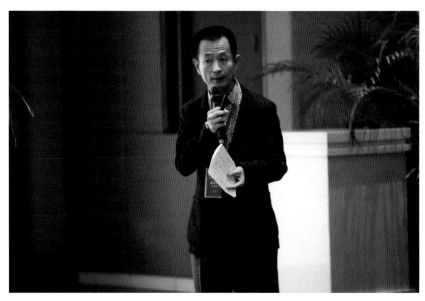

主讲人　左常波

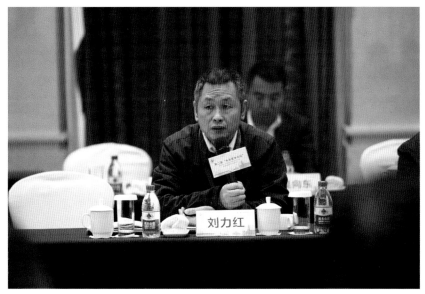

主讲人　刘力红

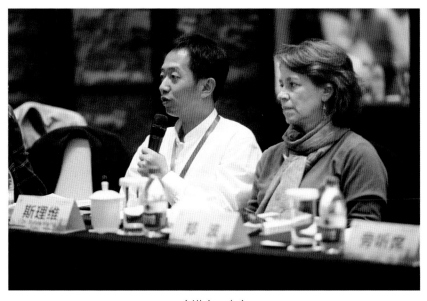

主讲人　李辛

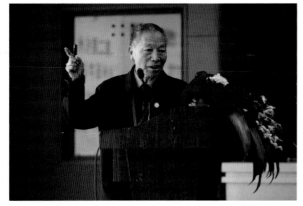

主讲人　俞梦孙

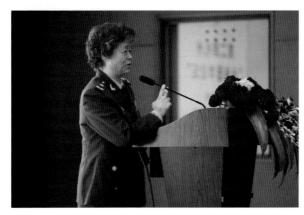

主讲人　杨雪琴

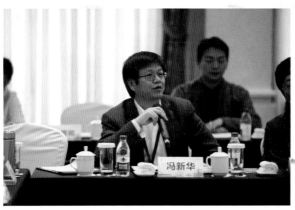

主讲人　冯新华

致力于中国人的教育改革和文化重建

立 品 图 书·自觉·觉他
www.tobebooks.net
出 品

医学的未来 ②

The Future of Medicine 2

杨炳忻
杜嚣 ……… 主编

长江出版传媒 湖北科学技术出版社

图书在版编目（CIP）数据

医学的未来.2 / 杨炳忻, 杜器主编. —— 武汉 : 湖北
科学技术出版社,2017.8
　ISBN 978-7-5352-9590-3

　Ⅰ.①医… Ⅱ.①杨…②杜… Ⅲ.①医学—文集
Ⅳ.①R-53

中国版本图书馆CIP数据核字(2017)第188744号

责任编辑　李　择
封面设计　尚上文化
出版发行　湖北科学技术出版社
地　　址　武汉市雄楚大街268号
　　　　　（湖北出版文化城B座13~14层）
电　　话　027-87679468
网　　址　http://www.hbstp.com.cn
印　　刷　三河市华晨印务有限公司
邮　　编　430013
开　　本　787×1092　1/16　15.5印张
版　　次　2017年9月第1版
　　　　　2017年9月第1次印刷
字　　数　150千字
定　　价　48.00元

序言
未来的医学　融合的医学

第二届"未来医学论坛"于 2016 年秋在杭州成功举办。

"未来医学论坛"汇聚了越来越多杰出的医学专家和学者。他们进行学术的交流、思想的碰撞，是深入探讨医学未来的基础。

大道至简，认知的高度决定了处理问题的方法。

人类现有的医学体系都是在各自的环境和文化背景下独立发展起来的，虽然研究的终极目标都是人体和疾病，但哲学背景、理论体系、诊疗手段，都有巨大的差异。

过去 100 年，中医、西医，以及全球各地的民族特色医学正处在一种割裂的状态。而这种割裂的实质，仅只是人类社会发展过程中由于认知和信息相对落后而出现的不得已的存在状态，源自文化背景和观察角度的不同。

现代医学由于缺乏整体观，将大量的资源浪费在局部的问题上，并由此发展出日趋复杂的处理方法。如果我们能将割裂的医学体系加以融合，整体地看待人体和生命，不仅仅局限于物质肉体层面，更从生命的能量和精神层面，全面地分析问题，就能够用极为简单的方式解决问题。

我们需要回到医学最原始的出发点去看待中医、西医以及民族医学，从哲学和思想层面将它们进行融合。对同一个对象，真理也应当是相同的。

在前提条件和思想系统互通之后，我们要在语言表达上实现统一，将最传统的文化内涵、中医精髓，用最现代的科学语言、科学手段表达出来，形成能被世界公民理解和接受的"医学语言哲学"，让不同的医学体系之间拥有索引和"互换计算公式"。

我们过去对中西医结合的尝试，更多地停留在了技术和方法层面，这无疑是"舍本求末"，也就难免被局限在具体的问题上。只有让不同的医学体系，在哲学思想上实现互通，在语言体系上实现统一，在操作方法上能够相互转化，才能真正造福人类。

探索和实践医学体系的融合是"未来医学论坛"在接下来很多年的使命。

"未来医学论坛"将以小心求证、继往开来和向前探索的科学精神，包容和转化来自世界各民族医学的思想，共同为促进人类健康和文明发展提供帮助。

祝愿医学的未来更加明朗，人类的生活更加安康。

是为序。

未来医学论坛理事会

2017 年 7 月

目　录

第一部分　演　讲

第二部分 讨 论

第一部分

演　讲

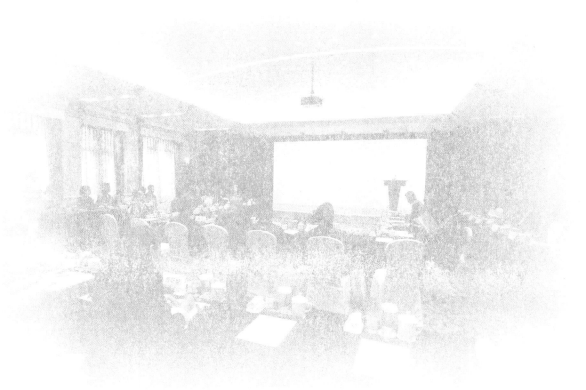

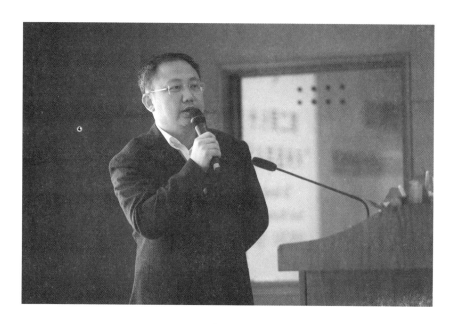

杜嚚

第一讲　古代科学系统与现代技术文明

演讲者：**杜嚣**（现担任浙江天景生公益基金会理事、浙江远达公益基金会顾问、浙江文德公益基金会顾问，"未来医学论坛"发起人。）

　　我给大家作的这个报告叫作《中国古代科学系统、数学建模方法以及脑脊神经的工作机制》，题目很长，但是题目中的 3 个方面是密切相关的：科学系统如果没有数学，就只是经验系统，那么我们讲不清楚现在很多问题的数学关系；中国古代文明的核心在脑研究上，所以讲古代科学系统，必须讲脑神经和脊神经，而且现在我们所要做的最大的、最值得的研究也在脑研究上。昨天我跟唐孝威院士交流过，发现我们很多想法是一样的。我们都认为现在脑科学的研究方向不对，唐孝威院士也说要在功能学上加强研究。

1. 中国古代科学系统与数学建模方法

　　因为是小范围讨论，很多老师也比较熟悉，我想把一些最新、最真实的东西跟大家分享，欢迎大家来批评，有不成熟的地方也请大家谅解。

这里面为什么有数学呢？因为中国古代是非常讲究数学关系的。中华古文明讲象、数、理、占，象和数，尤其是数是很重要的。谈中医、中药，其中的数学关系也是重要的。如果不把数学关系搞明白，你在整体上就差了很大一个层次。

现在全世界都对脑研究的重要性给予了很大肯定，美国拨了很多钱，中国有专门进行脑研究的一个小组。但为什么我在这儿要提出来？因为在中国古代，对脑的研究是非常隐秘的。无论是佛家、道家还是古代的修炼体系，最重要和最后的一块儿都在脑。从某种意义上来说，如果我们对大脑的研究完成了，就意味着宇宙里的一切秘密都没有了。

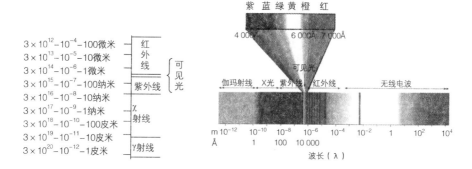

图 1-1　光的波长和可见光的范围

图 1-1 比较形象。现在常人所能感知的世界、宇宙其实是非常有限的。你能看到、能感觉到的大约在 2%、3% 的级别，你一直感知不到的东西其实就没办法认知，但中国古代的学问不是这样的。

2. 中国古代科学是以全宇宙为背景的全知全能系统

我认为，中国古代科学是一个全视野的、没有遗漏范围的研究系统，是以全宇宙为背景的全知全能系统。中国古人研究的不单是常人所能感知到的，还有感知不到的。那个世界是什么样的状态？那几个不同状态之间的数学关系是怎样的？要理解这个，可能有点费力。举个例子，去西医院看肿瘤，医院可能会说"东西"太小了，先回去，等长大到看清了，才能确诊。但中医可能一看就知道它是什么状态，将来会怎样。我们不是拔高中医、贬低西医，而是指出两者不同的研究范围，如果用物理学、光学来研究可能更精微。

刘忠齐教授发明了一套 TTM（Thermal Terture Maps 热断层扫描技术）医学系统，可以从病灶很小的时候就看到它的状态、未来可能性和发展趋势，这跟中医很像。TTM 最大的好处在于把中医思维显性化了，同时也说明中国古代文明跟现在最新技术没差距。

我为什么要说这些呢？因为从事所有的研究，从科学角度，首先得有一个背景模型。为什么大家对医学会起这么多争论？因为中医跟西医对人的认识不同、所建构的模型不同。中医之间为什么又有这么多争论？因为中医有不同的思考角度。每位中医对人的认知都不同，理论体系也不同，很多矛盾的产生与语言有关，这个就不展开说了。

3. 中医的几个层次

中医有几个层次。第一个层次是像黄帝、岐伯的层次，这个层次相当于大家讲的先天，是没有理论的、直接面对真相的东西；第二个是所谓医学先建构一个理论，普通人在此基础上进行学习和认知；第三个是有实际经验的医生通过感知、学习、实践，随着时间流逝陆续加内容进去。五千年来，那么多医家就像森林，很多树叶、树枝掉下来，垒起来，最后把"那些东西"都填满，不过已经很难看清之前的样子。

中医、中华古文明真正的源头是什么？从中医上说，就会说到黄帝、岐伯，大家普遍认为《黄帝内经》是源头，但其实《黄帝内经》也没有把东西全讲出来。在它之上还有原理，这个原理才是中华古文明的精华。

4.中国古代修炼学是古人探索宇宙真相的方法

谈到中国古代文明，必须要讲到修炼学。大家一直认为修炼学很神秘，我认为并不神秘，它是另外一种方法，是通过不断体会和修炼来探索宇宙的真相。我们先把道理讲明白，不对观点作评判。比如里面有个观点：有宇宙的时候，我们每个人一定是存在的，无论以一种什么样的形式，尘土、石块、植物……反正有宇宙的时候，我们从来没离开过宇宙，我们一定是存在的。如果宇宙有两百亿年，我们就存在两百亿年，每个人都相当于宇宙的活化石。理论上来讲，这个宇宙有多少文明、信息，我们通过看自己而去启动这些信息和记忆，就能把这些文明和信息找出来。从理论上来讲，是能够找出来的。

《黄帝内经》里讲了几个层次的人：贤人、圣人、智人、真人。其实这些人的状态是非常高的一个状态，完全超出我们的想象。而且，也许我们现在的人类对这个宇宙里存在的很多东西一无所知，没有一点体验，但它是真实存在的。美国一些独立研究很厉害。比如，电影《超体》最开始的状态与中国道教的外丹和内丹是非常像的，它提到当脑开发到什么程度，人会是一个什么状态。很多人可能在看电影的时候没在意，其实，当脑开发到了一定程度，会是很"恐怖"的状态，在电影里表现得非常真实，真相可能还超出那个描绘。

这是什么意思呢？如果说在脑科学上有一点进展，可能几十年后很多人的脑力是现在人脑力的几百倍、几千倍。未来世界的竞争可能是在脑科学上。现在很多国家呼吁这件事，我觉得很多人的研究精力可能要向这方面倾斜。

《黄帝阴符经》也讲"知之修炼，谓之圣人"。话很短，但讲了很多很真实的东西。中国古人讲"人知其神之神，不知其不神之所以神也"，什么意思？对某种高度的人而言，可能就没有所谓神奇。我们现在说神奇，只是因为我们知识水平没到。世界上其实没有真正的神奇和神秘，神奇与愚昧是伴生的，因为你愚昧所以才觉得神奇。愚昧并不可耻，只是我们的发展就在这个阶段。现有人类的文明在宇宙里可能就是处在这个阶段，真正可怕的是我们武断和排斥。

我认为目前只有全世界最先进的物理学才能跟中国古代文明对接。因为不同基础理论之间是有时间差的，医学与物理学其实就有一个时间周期差。

我在 2005 年就开始研究很多现象，发现中国古人其实并不是从低到高的人类发展。李约瑟在 1962 年也得出这个结论，他说中国古人在没有牛顿世界观的基础上就有了爱因斯坦世界观。

大概一年前，我突然想明白了，不是说中国古人有了爱因斯坦的世界观，他们达到李约瑟的思想框架里的最高水平，就是爱因斯坦了。中华古文明远远超出我们的想象。一个人身高 1.5 米，那么身高 150 米的人能看见的东西他可能就看不见。

我说这个，绝不是在观点上追求新颖大胆。这是一个论证方法。中国古人建立修炼学是为了返回原来的记忆，指导他们的生活。

打个比方，是爬到山顶的人厉害还是坐缆车的人厉害？我认为还是爬上去的人厉害。如果我们能把这种踏踏实实的态度和古代文明结合起来，对造福世界是非常有好处的。

非常遗憾，我们过去没有恰当的基础去承载、理解、诠释这种文明。比如中医说风寒暑湿燥热，它到底是在描述什么？我认为现在中医之所以不被理解，很大程度是因为现代人也不理解它的语言，但那个时代的人可能就是这么聊天儿的。语言是人类自己的约定。比如当时中原人就这么约定的，他只能用这个来表达。

我再举个例子，佛经里说当年佛祖顿悟以后第一件事是干什么？他说算了，离开这儿吧。为什么？当时是真说不清。但现在科学发展了，我们用仪器证明了中医的正确、古人的正确。不过，到现在为止，我们也只是能证明那种文明。接下来，就要去找到那种文明的原理。因为一个事儿总正确，我们一定要找到它的源头和原理。我们现在尝试用光学设备来研究这些现象，积累了很多数据，也找到一条数学关系。我们发现中华古文明是有原理的，而且这个原理很准确，它可以很清晰地用现在地球最新的文明去展示。

我还是比较关心原理。张润杰老师有个结论："TTM 出现锯齿状图案，说明是寒，它跟中医是很对应的。"有一天，另一个同志跟我说："张老师的结论错了。我拍出来是这样，但是一走近拍就不是这样了，图案变了，完全不一样。"那么这是什么原因？这个规律存在吗？你可能会想，这个规律要打折扣，因为从逻辑来讲有问题。

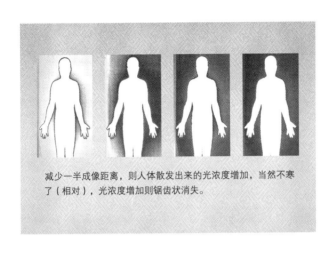

减少一半成像距离，则人体散发出来的光浓度增加，当然不寒了（相对），光浓度增加则锯齿状消失。

图1-2 标准人体TTM红外成像对比

但其实中国古人的人体模型跟现代人认识的完全两样。为什么古人说寒？因为中国古人认为人是个光体，现代人看人是固体和液体的混合体，认识模型不一样。站在不同的距离去看，当然光的浓度不一样。那么，这个规律存不存在？原理是什么？我觉得我们的逻辑和理论就显得不够用了。古人为什么厉害，因为他看得全。你只看到3%，他看到100%，你怎么去明白他？

我认为有些问题可能需要研究明白，比如，神经系统究竟是什么？不知道它是什么就没办法治疗、判断。脑是怎么识别东西的？是什么原理？

我认为未来最大的亮点是我们可能会孕育一场超过文艺复兴

的伟大文明，最核心的方法就是要结合古中华的科学系统与现有
技术文明。我们医学是应用科学，只能是个使用者。

（原演讲题目为《中国古代科学系统、数学建模方法以及脑
脊神经的工作机制》）

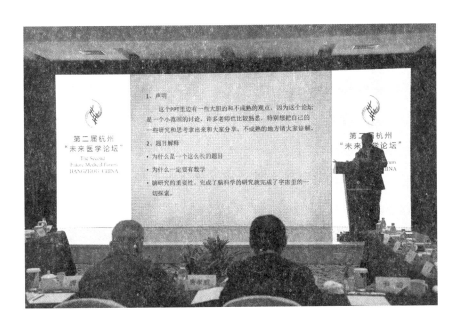

第二届未来医学论坛现场（一）

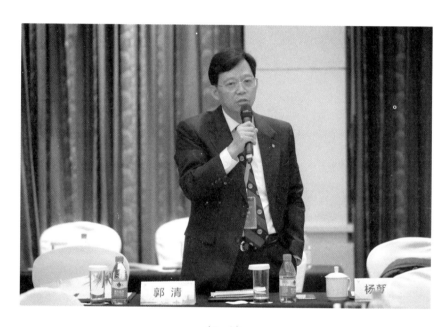

郭　清

第二讲　迈向健康中国

演讲者：郭清（医学博士，教授，美国麻省医药学院名誉博士、哈佛大学博士后，浙江中医药大学副校长。中华预防医学会初级卫生保健分会主委、中华医学会健康管理学分会副主委、中国健康管理产学研联盟副理事长）

去年我主要谈医改，今天我发言的题目是《健康中国战略的实施路径》。

我是学临床医学的，但我骨子里、基因里传承着中医，因为我爷爷往上都是中医。本人家族是中医药世家，祖籍江西樟树，中国的中药之都。不久前，我们在那儿跟樊代明院士召开了"中医健康服务发展高峰论坛"，由樟树市人民政府主办。

我从事学术研究至今 30 年，回顾一下，可总结为"十年磨一剑，学术三部曲"。我在硕士研究生阶段研究的是初级卫生保健，主要研究中国农村卫生管理，涉及初级卫生保健领域，我目前也是中华预防医学会初级卫生保健分会的主任委员。2016 年 8 月，国家卫计委和中华预防医学会批准初级卫生保健分会更名为卫生保健分会，但为了跟国际接轨，英文名称还是叫 Primary

Health Care（初级卫生保健）。

我的第二个研究方向是社区卫生服务研究。我是中国社区卫生服务体系理论的主要贡献者，从 20 多年前就开始在全国推动中国城市社区卫生服务的发展。"非典"以后，我觉得中国需要选择一条新的路。因为人口老龄化、慢性病的迅速增长，以疾病为中心的医疗卫生服务体系不可延续，需要走健康管理之路。

我今天从 3 个方面来汇报健康中国战略的实施路径。

1. 什么是健康中国

十八大以来，习近平总书记代表中国共产党提出了"两个一百年"的"中国梦"：建党一百周年要实现全面小康，建国一百周年要实现中华民族的伟大复兴。几年前，我们已经开始勾画"健康中国"蓝图，当时提出的是"健康中国 2020"。那时主要是由国家卫生部主导这个战略规划。2015 年，"健康中国"正式明确被上升为国家战略，我国在"中国梦"这个大框架下提出了"健康中国梦"的设想。

每个人都有梦想，都希望美梦成真，但实现这个梦，我觉得道路并不是那么平坦。之前发布了"健康中国 2030"的战略，内容非常丰富，几乎涵盖了健康的所有方面。这个战略的框架非常大，可能每个人对这个战略目标的选择、思考和期盼都不一样。过去这些年，我一直参与这块工作，我在想到底什么是"健康中国"。

我不从正面来讲，因为可能每个人的想法、角度不同。我用一种否定的方式，即3个"一定不是"来回答什么叫"健康中国"：第一，"健康中国"一定不是疾病越来越多的中国。过去30多年，中国有疾病越来越多的趋势。疾病越来越多的中国能叫"健康中国"吗？不能。

第二，"健康中国"一定不是负担越来越重的中国。我国的人口老龄化趋势和慢性病上升速度是任何人都改变不了的，至少不容易改变。我们回避不了中国人口老龄化和慢性病增多的巨大压力。

第三，"健康中国"一定不是医患矛盾越来越尖锐的中国。我们不能忽视，服务的主体与服务的对象——医患之间的关系。

这三方面问题不解决，一定不是"健康中国"。

2. 健康中国之路的现实问题

我参与了"十三五"规划的制定，2016年是"十三五"的第一年。我们对"十二五"进行了回顾，对从 2009 年"新医改"开始的政策进行了情景分析。

看病难、看病贵的问题仍有待解决。2016 年国庆节期间出了两件事让我感到很揪心。第一件事是 10 月 3 号有一位儿科医生被患者家属杀死，死者是山东莱州的一位儿科医生；10 月 6 号凌晨，春雨医生互联网 $^+$ 医疗网站的创始人张锐，因心梗 45 岁英年早逝。所谓"关口前移，重心下沉，小病在社区，大病到医院"的目标也未全面实现。

1949 年新中国成立，1950 年确立卫生工作三大方针，1954 年确立卫生工作四大方针。改革开放初期、1997 年和这次分别做了调整，卫生政策前后一共做了 5 次重大调整。我们重视卫生工作方针的制定，这是值得肯定的，但贯彻力度不够。同时，要注意到，我们要通过立法推动医改。

以上是面对现实问题做的政策情景分析。

中国人口老龄化的趋势在加速，预计 2020 年是 20%，2030 年是 25%，2050 年接近 40%。日本是世界上人口平均寿命最长的国家，但它的人口已相对稳定，老龄化带来压力的最艰难时期已过去。北欧、西欧、北美、澳大利亚也都度过了人口老龄化的一段最艰难时期。中国的人口老龄化现在是在不断加速，疾病的情况也非常严重，不仅数量在增加，潜在风险的人群也在加大。例如糖尿病，不仅病人数量在增加，而且潜在风险的人群数量巨大。10多年来，我们不断提建议，提供相关证据。截止到2015年底，慢性病的情况更严重了。我前段时间对几个市领导说："你们拿出100万元来奖励健康家庭。如果一家祖孙三代没有慢性病，就是健康家庭，奖励10万元。这几百万人口的城市，你可能100万都用不出去。"结论是家家都有慢性病人，这是很可怕的。有风险评估数据表明，中国成年人一半处在慢性病的高风险下。美国近30年心血管病发病率、死亡率持续下降，我们30多年来却持续上升。美国是怎么下降的，我们研究得非常透彻。

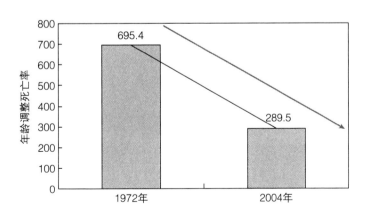

图 2-1 美国心血管病死亡率（1972—2004）

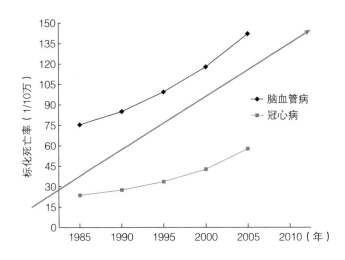

图 2-2　中国心血管病死亡率呈上升趋势（1990—2000）

资料来源：中国人群死亡及其危险因素、流行水平、趋势和分布，中国协和医科大学出版社，2005 年 9 月。

这些都反映了我刚刚讲的问题，不能回避。

3. "以健康为中心"，顺应世界潮流

2016 年 8 月在北京召开了"全国卫生与健康大会"，我也参与了一些工作，令我感到欣慰的是，以往叫"全国卫生会议""卫生工作会议"，这次会议名称把"健康"加进去了，主题是"谈健康"。这是一个很大的突破，我们感到欣喜。这次总书记的讲话非常好。讲话归结为 3 点：第一，把人民健康放在优先发展的战略地位。第

二，从以疾病为中心转向以人民健康为中心，这是过去医改从没提过的。过去都以疾病为中心，整天谈病，结果下游洪水泛滥，病越治越多，没解决源头问题。另外，要把健康融入所有政策。不能单靠医疗卫生部门解决问题。第三，提出人民共建共享。共建在前，共享在后。人民如果不参与共建，健康无法改善，不能依赖医生维护和捍卫你的健康权利。总书记在整个讲话里还着重强调了预防为主，也专门谈了"治未病"，他从中医、传统文化角度谈"治未病"。我2015年主要讲"治未病"与健康管理在医改中应该发挥什么作用，一共有5个方面，全部涉及健康，包括普及健康文化、优化健康服务、完善健康保障、建设健康环境、发展健康产业。

上周我们省里开了一个"健康保险与健康管理"会，让我去作演讲。如果是医疗保险与健康管理，我是不会参加的。我反对提医疗保险的概念，医疗保险是最落后的观念的体现，只管生病不管健康。全世界的制度设计都是向健康保险方向发展，以健康为中心，怎样控制疾病发生，从源头做起，连商业化的健康保险模式都知道这个道路。

大会上，习近平用了3个小时来作报告，我觉得很少有。李克强用了超过2个小时，重点讲了健康产业要成为国民经济的重要支柱产业。他说加快健康产业发展尤其要促进健康与养老、健康与旅游、健康与互联网、健康与养生休闲、健康与食品的融合，催生更多健康新产业、新业态、新模式。之前我们向他提供了关于国际健康产业发展趋势的大量研究。国家对发展未来健康产业、健康服务业的决心是坚定不移的。

4. 追求最高的健康水准

从宏观形势来说，2016 年 8 月 19 号也许是一个重要转折，因为各省都决定召开省一级大会。"浙江省卫生与健康大会"模仿中央的做法，接下来往下推，大概明年上半年能开到县级。是不是开完这个会就能实现"健康中国"的目标呢？我觉得不是这么简单。国际上的做法是从权利角度确立一个理念，即"追求最高的健康水准是每个人的基本权利"，所以需要法律来捍卫，但我们没把它提到立法高度。

我在哈佛大学的时候一再地讲，"追求最高的健康水准是每个人的基本权利"。在联合国世界卫生组织的大厅，也用 6 种文字写了这句话。哈佛大学医学主楼的外墙上，刻在花岗岩上的也是这句话。

　　下面我拿3次奥运会做个比较。里约奥运会开幕式的效果挺震撼，用很少的钱，办了一个绿色、环保、和平的奥运。连难民代表队都上去了，这个理念是非常好的，所以我对里约奥运会评价很高。北京奥运让西方了解强大的中国觉醒了，之前外国人对中国不了解，看不起中国。但是全世界有近2/3的人会看北京奥运开幕式，一看就知道中国强大了。

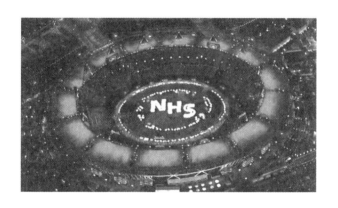

图 2-3　伦敦奥运会开幕式造型

　　通过图2-3，可以看出它是怎样宣传国家形象的。伦敦奥运用了3个篇章来展示：第一，用蒸汽机表示现代工业革命、工业文明的摇篮在英国；第二，用莎士比亚戏剧表示它对世界文化产生了重大影响，这是国家软实力；第三，全场灯光聚焦到女王身上，田径场出现3个英文字母——"NHS"。有多少人看懂了？

我问过一些人，他们不知道"NHS"是什么意思。英国用 600 位医护人员、320 张病床在田径场摆出"NHS"形状。"NHS"是 National Health Service 缩写，意思是国家健康服务。英国认为这是它最值得骄傲和自豪的。英国的高健康水平影响了世界一半的国家和地区，只花了美国人一半的钱，但所有健康结果指标都比美国好。所以伦敦奥运总导演说，英国国家健康服务体系是在整个奥运会构思中最值得大书特书的成就。美国则是 1947 年立法，1948 年开始实施，历经半个世纪取得了巨大成就。他们是先立法，后实施。

我原来在广州中山医科大学工作，最近给广东省卫计委作演讲。讲完了以后，他们也讲实施起来并不是这么简单。那存在什么问题？

5. 加快健康立法

下面我讲一下策略路径的选择：第一个很重要的路径就是立法。

20 年来，我们不断呼吁中国要加快在健康领域的立法。10

多年前我们提出加强在卫生领域的立法，现在这个提法要改成加强在健康领域的立法。我是浙江省卫计委"十三五"规划战略组组长，全国规划我也参与了讨论。研究国家"十三五"规划的时候，我觉得有几个核心理念跟国际是有差距的。

（1）不要单纯追求平均期望寿命的延长，要追求健康期望寿命的延长。这两个概念是完全不一样的。现在全世界强调的是健康期望寿命，我们还在用平均期望寿命。全国现在平均期望寿命在 76 岁，健康期望寿命我们算下来大概只有 67 岁左右。

（2）强调健康权利的充分保障。

（3）整个医疗卫生服务体系是否可持续发展。国际上都关注医疗卫生服务体系是否可持续发展，我国中心城市的医疗设备配置达到世界先进水平，临床医生的医疗技术水平也是世界一流的，做导管的医生水平是世界一流的，外科医生的水平并不差，因为有太多训练机会。但是为什么病越来越多，发病率、死亡率越来越高？因为源头问题没解决，导致下游洪水泛滥，天天抗洪抢险，忙得不亦乐乎，累得要死，结果全社会对整个服务体系不认同，没有一方是满意的。

6. 实施健康中国的路径

关于路径的选择，可以由观察得出结论：要倡导健康这一理念，第一个方面，必须从法律上确保国家朝哪个方向走，公民的健康权利如何得到保障。

第二个方面，我在哈佛大学学习到，看一个国家制度设计的科学性和持续性的时候有几条基本判断，其中第二条是：涉及国民健康的制度设计和法律设计，必须是国家领导人亲自主导。

第三个方面是具体的政策路径措施。比如在整个服务模式中确立一种"健康守门人"制度，并且做出来。谁对你的健康进行全程管理？管一次是没效果的。我们没有建立一个健康管理的连续、动态、系统的管理服务模式。我们做了20多年社区卫生服务，很想建立家庭医生或社区责任医生制度。为了每个中国家庭，我们想做，但在制度设计上没得到根本保证。

第四个方面，推进这个目标的实现，关键在于人才。我们缺乏人才，我们的医学院适应不了。我们现在整个医学教育理念以疾病为中心，整天告诉学生怎么看病，没有一个健康科学的理念灌输给学生。要改革这样一个人才培养模式非常困难。我觉得下一步很重要的是靠人才支撑，要构建以健康为中心的人才培养体系。

2016 年 11 月 3 号到 4 号，我主导召开杭州 U20 峰会，U，代表 University。我请了 20 所大学的院长、校长，20 个省的健康管理学会的会长或主委，管人单位、用人单位的 20 个部门来杭州开会。对"健康中国"这个战略目标的实现，我们的大学怎么培养人？怎么为对人才的职业规划、职业发展创造政策环境？如果不创造好的政策环境，没有优秀的人才向这个队伍集聚，这个事业是不可能发展的。这个会议上报以后，参加的人非常踊跃。

实现"健康中国"的路径，我一共提了 9 个方面的建议，因为时间关系，我今天重点讲了这 4 个方面。我的观点供大家批评与讨论。

（原演讲题目为《健康中国战略的实施路径》）

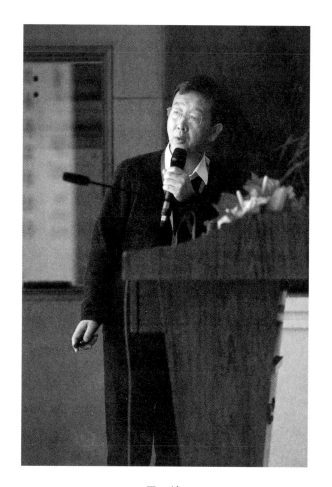

尹 岭

第三讲　乡村医生的未来

演讲者：*尹岭*（解放军总医院主任医师，神经信息中心主任，全国神经信息学联络组组长，国家科技部科学数据共享工程工作组成员，国家中长期规划第 17 专题组成员）

1. 建立农村三级医疗卫生服务网

2003 年科技部启动了科学数据共享工程，由中国医学科学院和解放军总医院联合创建了医学卫生科学数据共享系统。2005 年更名为医药卫生共享网，创建了农村三级医疗卫生服务网。2005 年从康保县开始，先后为宽城县、科技部的 6 个扶贫县进行农村三级医疗卫生服务网建设和服务。"十二五"期间，解放军总医院承担了农村医疗卫生关键技术集成，在全国 32 个县应用示范。

2006 年，新型农村合作医疗刚刚起步。课题组在康保县建立起县、乡、村三级医疗卫生服务网络，在土城子乡为 1 万农民建立了电子健康档案。2007 年土城子乡卫生院门诊量和住院病人较 2015 年翻了两番。卫生部提出为全国农民建立电子健康档案，预防疾病，保障健康。几十个亿一年干，几百个亿分期干。

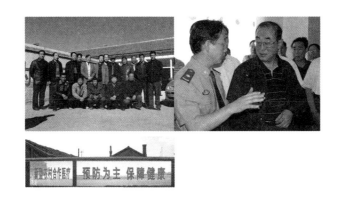

图 3-1　在康保县建立农村三级医疗卫生服务网

2. 构建农村健康保障体系

2007 年，六位一体的医疗卫生政策开始试点，课题组到宽城县调研，提出以县为中心、乡为枢纽和村为网底的农村全民健康保障架构体系。在宽城县医院、峪耳崖乡镇卫生院和小庙沟村卫生室开展农村三级医疗卫生服务试点工作。宽城县开展了农村疾病谱和疾病负担调查，探索农村分级诊疗，开展结核病信息化管理，成为当年全国农村三级医疗卫生服务示范县之一。

2007 年在宽城县进行疾病谱和疾病负担调查，我们发现同一种病在不同等级医院的住院费相差数十倍。如胆石症病人在乡镇卫生院保守治疗住院费用为 700 元，中医院为 3000 元，县医院做手术为 5000 元，到承德市医院 9000 元，到天津 14000 元，到北京 27000 元。为此，课题组与县新农合和县医院研究制定了主要疾病诊疗路径和分级诊疗方案，将解放军总医院远程医疗服务延伸到县乡村三级医疗机构。经过 3 年努力，宽城县向外转诊率 2008 年降到 10% 以下。2008 年 3 月 4 日《健康报》对宽城县构建农村健康保障体系试点工作进行了报道。

住院医院所在地	人　数	平均费用（元）
北京市	1	27235
天津市	3	14874
承德市	8	9373
县医院	63	5284
中医院	24	3145
乡镇卫生院	131	774

表 3-1　2007 年宽城县外胆结石症医疗费用

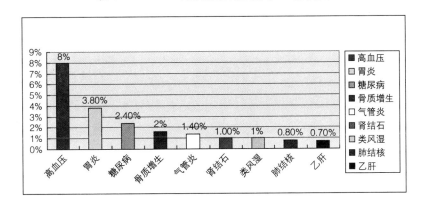

图 3-2　小庙沟村民健康档案疾病谱（共 704 人）

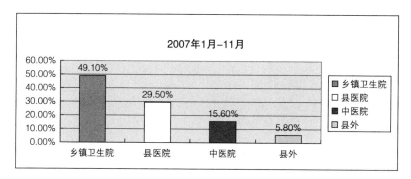

图 3-3　宽城县新农合患者就诊机构分布图（共 5142 人）

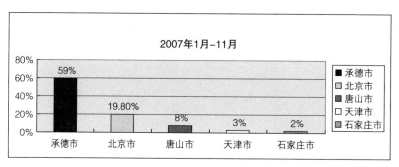

图 3-4　宽城县新农合患者外地就诊机构分布图（共 298 人）

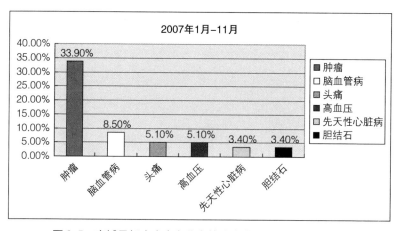

图 3-5　宽城县新农合患者北京就诊疾病构成比（共 59 人）

3. 恢复重建地震灾区医疗服务网

2008 年 5 月汶川地震后第一周，课题组奔赴地震灾区，开始进行地震伤员调查，在地震过渡性板房建设的同时，建立起什邡市农村三级医疗服务网。新建地震伤员数据库，及时恢复了医保和新农合报销系统，加强传染病和 60 岁以上老年人健康档案数据库建设。

课题组提出了《地震灾区农村三级医疗卫生服务网恢复重建的建议案》，被什邡市政府采纳。为避免临时过渡手术室出现感染问题，邀请解放军总医院感染科主任和专家到什邡市指导手术室恢复重建，保证了地震灾区手术安全。

《5·12 地震灾区乡镇卫生院和村医调查报告》汇报了地震灾区乡镇卫生院和村医现状及存在问题。灾区镇卫生院和村卫生室房子倒了、家人去世了，工作人员坚守在第一线。地震前除了乡镇卫生院院长和防保科医生是政府财政开支，其他乡镇卫生院工作人员由单位开支，村医属于私人诊所，自负盈亏。地震后他们的生活来源全没了，也是重灾民。调查报告得到 5·12 抗震指挥部和四川省政府的采纳。

卫生部部长在什邡市考察，肯定了地震灾区农村三级医疗卫生服务网恢复重建工作。从地震当月开始，13 个地震灾区县乡镇卫生院在编人员的基本工资由政府财政拨付，刚开始，每月给村医补助 800 元，现在已经超过 2000 元。

4. 提升整体医疗服务能力

2009 年开始，在科技部 6 个科技扶贫县开展农村三级医疗卫生服务网建设和科学数据共享服务。针对农村三级医疗机构不同需求，开发出县医院专科、乡镇卫生院内外、妇儿、中医、五官科和村医全科医生知识库，还有面向家庭个人的健康教育、儿童妇女保健、慢性病防控、传染病预防等内容。经科技部第 23 届大别山扶贫团联系，科技部平台中心、平台信息技术中心和人口与健康科学数据共享平台相关人员组成工作组于 2009 年 11 月 11 日至 14 日在河南省光山县开展了科技资源服务推广活动。工作组深入光山县人民医院、中医院、妇幼保健院、乡镇卫生院、村卫生室，了解了各级医疗卫生机构的实际需求。12 月中旬在光山召开了对接现场会。科技部政府网作了题为《优质科技资源服务河南省光山县农村三级医疗卫生服务网》的报道。

"十二五"期间，科技部启动了"农村基本医疗卫生关键技术研究与示范"科技支撑项目。包括农村常见病的诊疗路径、诊疗规范，急诊救治，慢病防控，心脑血管病防治，肿瘤早期诊断，中西医结合治疗和营养健康，综合集成示范 8 个课题。解放军总医院负责农村常见病诊疗路径和诊疗规范、北京协和医院负责农村慢性病规范化诊疗、阜外医院负责心脑血管病、中日友好医院负责肿瘤早期诊疗和中西医结合治疗，项目集成了 80 项农村医疗卫生关键技术，在 32 个县进行应用示范。包括县医院、乡镇卫生院和村卫生室共 483 个医疗机构，培养了 9000 多位农村专业人员，提升了示范县整体医疗服务能力。为实现小病不出村、一般病不出乡、大病不出县提供科技支撑，其中江苏省常熟市（县级市）向外转诊率降到 5% 以下。

5. 乡村医生朝家庭医生的方向发展

20 世纪 50 年代，由于当时农村卫生条件极其恶劣，各种疾病肆意流行，在严重缺少药品的情况下，政府部门提出把卫生工作的重点放到农村，从而培养和造就了一大批赤脚医生。他们半农半医，用一根针、一把草治病，为中国一些缺医少药的农村地区缓解了燃眉之急。到 1977 年底，全国有 85% 的生产大队实行了合作医疗，赤脚医生数量一度达到 150 多万名。1985 年 1 月 25 日，《人民日报》发表《不再使用"赤脚医生"名称，巩固发展乡村医生队伍》一文，到此"赤脚医生"逐渐消失。2004 年 1 月 1 日起实行《乡村医生从业管理条例》，当时中国有 102 万乡村医生。

2014 年 5 月 28 日，国务院办公厅印发的《深化医药卫生体制改革 2014 年重点工作任务》第 21 条提出"稳定乡村医生队伍"。原则上将 40% 左右的基本公共卫生服务任务交由村卫生室承担，考核合格后将相应的基本公共卫生服务经费拨付给村卫生室。加快将符合条件的村卫生室纳入新农合定点，全面实施一般诊疗费政策。基层医疗卫生机构在同等条件下可优先聘用获得执业（助理）医师资格的乡村医生。

家庭医生是指对服务对象实行全面、连续、有效、及时和个性化的医疗保健服务和照顾的新型医生，并具有全面、系统的预防、保健、医疗、康复知识，具有较强语言表达能力、人际沟通能力、工作协调能力，能提供及时、有效的服务，对工作认真负责，对人们非常热情的新型医疗顾问和健康管理者。家庭医生也叫全科大夫，以家庭医疗保健服务为主要任务，提供个性化的预防、保健、治疗、康复、健康教育服务和指导，使服务对象足不出户就能解决日常健康问题和保健需求，并得到家庭治疗和家庭康复护理等服务。

乡村医生应该朝着家庭医生的方向发展，在未来医学中的地位和作用会超过专科医生。因为家庭医生负责一个家庭所有成员的健康管理和慢性病防治，家庭医生是"健康守护神"。乡村医生的起源是私人医生，他（她）们与农民有着特殊的医患关系（乡亲可以与他们交心），这一点是城里医生取代不了的。中国医改成功从农村开始，农村医改成功需要百万乡村医生。

（原演讲题目为《乡村医生在未来医学中的作用和地位》）

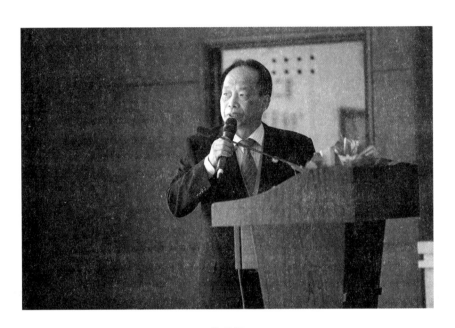

郑伟达

第四讲　用中医治疗肿瘤

演讲者：郑伟达（北京伟达中医肿瘤医院院长，北京中医药大学兼职教授，擅长于肿瘤的中医防治）

去年参加第一届未来医学论坛对我的影响很大。我讲的"中西医优势互补"，不是"补"在医生，而是在病人身上体现出来。治疗肿瘤，要以人为中心，把四位一体诊疗思想落到实处，更好地为病人服务。所以我今天讲的题目是《运用四位一体疗法治疗癌症的临床应用》。

癌症一般有"四死"。第一是怕死，恐惧心理；第二是毒死，毒性作用，过度治疗，多次进行放化疗产生的毒副作用；第三是饿死；第四是冤死，错误诊断、错误治疗致死，本来不适合手术的患者用了手术治疗，本来不能用化疗放疗的用了放疗化疗，或者不根据具体病情盲目使用化疗药物，导致免疫力下降，症状增多而死。我们研究四位一体疗法可以有效攻克"四死"。

四位一体是心理疏导、药物治疗、身体锻炼、饮食调养有机

结合。它有很强的科学性和实用性，从我创办医疗应用至今已经
23 年了。在伟达医院 20 多年的临床运用中，经过不断完善补充，
形成一套成熟的中医肿瘤疗法。它是中医整体观念与辨证论治在
临床治疗中的具体化，即"心疗""药疗""食疗""体疗"。心疗
是前提、药疗是关键、食疗是基础、体疗是补充，四大疗法共同
协作发挥抗癌作用。

1. 心理疏导为前提

心疗的目的是使患者进入最佳精神状态，发挥药物最高疗
效。患者只有从心理上认识并克服对疾病的恐惧，才能使其他治
疗起效。除了必要的药物治疗，还要对患者进行心理辅导和鼓励，
以增强患者信心。患者只有树立正确认识，改变自己的固有观念
和心态，才能克服癌症。这个要非常重视心理治疗。在临床诊治
患者过程中，我首先跟患者讲，勇者无敌，两军交战勇者胜，要
树立坚强的信念，即思想放松、意念坚强、心态平衡、精神愉快。

我经常跟患者讲，如果得了癌症，就已经进入健康的保险箱
里了，不要紧张，不要害怕。"最怕的是无知，最怕的是没有准
备。"现在很多病如冠心病、突发性高血压、心梗和脑出血等，

在没有防范意识和思想准备时发作，有时根本来不及抢救。癌症非绝症，如果以良好心态来正确对待并好好配合医生的治疗，会有比较好的预后。所以我认为，不光身体的健康，还要追求心理的健康，这样才能达到天人合一、身心健康。

2.药物治疗为关键

首先药物治疗，我采用中西医优势互补治疗肿瘤，并以扶正祛邪，调理阴阳，因时因地因人制宜，临床应用慈丹系列中成药，利用西医治标中医治本，西医治疗局部，中医配合整体，这样就做到了局部和整体结合，治标和治本结合。

为什么要说中西医优势互补而不是中西医结合呢？中西医结合是说一个医生既要学中医又要学西医，并且要把两者都学好，这是非常艰难的。中西医优势互补，就是把一个最好的中医和一个最好的西医结合起来，把优势集中在患者身上发挥最大的临床疗效。我们跟吴孟超院士和吴健雄教授的合作是非常成功的，他们为患者做完手术，我们用中医的四位一体来整体治疗，加快患者身体恢复，防止术后复发转移，成功的患者很多。手术完成容易，但是术后能存活多长时间呢？吴老说患者术后存活多长时间，是西医治疗肝癌的一个瓶颈，还有一个复发率高，转移快的问题。因此说治本才是关键。

药疗主要是扶正，为什么这样说呢？因为大部分癌症患者都是身体质量差，机体免疫功能差，体质虚弱造成的。因此药疗要扶正和祛邪相结合，改善症状，减轻痛苦，提高生存质量。什么是生存质量呢？患者只要能吃得好，睡得好，大小便正常，精神好，就不像患者。他的体重不会减轻，头发不会脱落，没有贫血，人的精神状态好。

因此，中医的治疗原则，是在整体观念和辨证论治的精神指导下制定的。肿瘤的治疗原则，同样是在中医整体观念的指导下通过对肿瘤的病因、病理、发病等全面分析、判断、正确辨证后确定的。

（1）医生与患者的关系

健康长寿有时也需与儒释道精神结合：以儒治世，以道治身，以佛治心。正如《黄帝内经》岐伯说："恬淡虚无，真气从之，精神内守，病安从来。"一个人只要生活淡泊，心境平和，外不受物欲之诱惑，内不存情虑之干扰，达到物我两忘的境界，疾病就无从发生。"上工治未病"是古圣人不治已病治未病，不治已乱治未乱，此之谓也。

因此，作为一个医生也要怀仁心仁术，大医精诚，一切为患者着想，以最省的钱治最大的病，以最快的速度使患者早日康复。

（2）中医的特色和优势

辨证观和辨证论治是指导中医临床工作的理论原则，解决诊断和治疗等实际问题。

下面是我在临床工作中总结出来的"5个协调"：

第一，中西医优势互补，共同为患者康复着想，不能相互攻击。现在很多西医说中医不会看病，有的中医也说西医不好，说不该手术，相互攻击，这是绝对不行的。要互相协调，中西医优势互补。我跟吴孟超院士、吴健雄教授互相鼓励，互相介绍患者，我们共同的目标是让患者接受最好的治疗，加快身体康复。

第二，医患互相信任。医疗不是买卖，得建立在医患互信的基础上，医生全心全意为患者诊疗效果着想。

第三，患者与其家属要紧密配合。家属在生活起居上精心照料，更要从精神、心理上给予多重鼓励，使其勇敢地站立起来战胜癌症。患者患病以后，一般心情很焦虑，患者家属的眼神、态度、表情都会决定他一天的心情，因此家属要悉心照料，多鼓励患者，营造良好的家庭氛围。

第四，好医需好药。医术再好，所用药材质量不好也不行。医生遣方用药，患者不配合，再好的医术都徒劳。扁鹊六不治，其中有一句"重财"体现在骨子里，患者很重财，钱看得很重，身体看得很轻，也不给他治。有的患者说，这个药我家有，还没吃完，看到稍贵一点的药就不要开了。因此说医生医术好，药也要好，药也要到位。药的质量到位，品种也得到位。

第五，打仗靠国力，治癌需经费。大部分患者找我们看病时已经是"3个山穷水尽"了：一个是精神上的山穷水尽，什么医院都看过，什么手术都做过，都按正规的步骤做，结果越做越复发，越做越转移。第二个山穷水尽是没钱了，癌症患者的门诊医保费用一年仅2万元，仅在大医院做检查就基本用完了。第三个山穷水尽是身体上的，头发脱落，贫血，免疫下降，有的患者是坐着轮椅来的，有的甚至是家属抬着担架来的。"舍得"两字要悟之，要么要命，要么要财，否则人财两空，两者虽有矛盾，实则相互依存。钱没了可以再挣，人没了要再多的钱也没用。

3. 饮食调理为基础

命以睡为先，民以食为天。食疗是针对许多癌症患者在手术、放化疗后出现骨髓及重要脏器的损伤和免疫功能的下降，食欲不振，肠胃反应等严重干扰正常治疗和患者身体康复的疗法。"四位一体疗法"将抗癌食疗作为其重要的后防保障，在调解手术、放化疗等副作用方面充分显示了其独特的优势。辨证施膳，中药调理。

4. 体能锻炼为补充

"生命在于运动"，这个道理大家都懂，但是很多肿瘤患者由于病痛的折磨，整天心灰意冷、卧床不起。适当的体育锻炼可以促进血液循环，促进新陈代谢。患者长期锻炼，能够提高血液含氧量。其中有氧抗癌操能激发患者体内抗癌因子的活力、提高机体免疫力，与药疗、食疗、心疗共同发挥抗癌的作用。

运用四位一体疗法治疗肿瘤，改变了肿瘤治疗思路，以人为本（个体化治疗），从患者心理、生理等多方面整体治疗，提高癌症患者的生存质量。

　　既病防变，在转移复发前做好预防，将中医药治疗与西医治疗有机结合，"治未病"思想（三级预防）在肿瘤围手术期治疗中发挥着重要作用。将中医药治疗肿瘤的优势充分发挥，达到了带瘤生存和无瘤生存的目的。

　　（原演讲题目为《运用四位一体疗法治疗癌症的临床应用》）

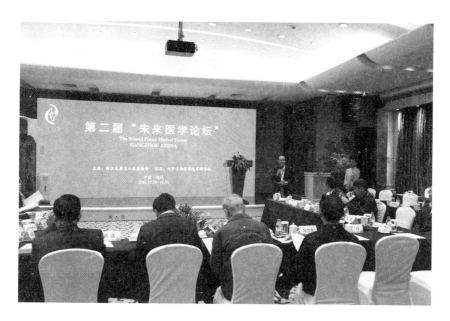

第二届未来医学论坛现场（二）

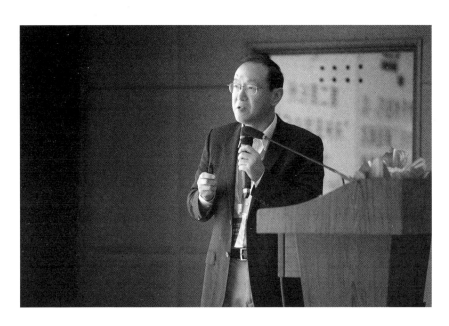

薛史地夫

第五讲　整合医学的过去与未来

演讲者：薛史地夫（杭州天首达脑科学研究所科研主任，浙江天景生公益基金会医学顾问。曾任美国波特兰州立大学自然医学终身教授，香港大学博士后导师）

　　我简要给大家介绍一下当今西方整合医学发展的状况。我个人的研究经历跨越了近 30 年，分 3 个阶段：第一个阶段是前 10 年，在西方学习现代实证医学。第二个阶段反思西方医学出现的问题，也是困惑和探索新途径的 10 年，学习和关注功能医学、精准医学、循证医学等。第三个阶段是近 10 年，我从美国回香港大学，然后来浙江。我回国的主要原因，是相信医学文化的复兴一定会在中华大地实现。

1. 西方医学历史回顾

　　有一个常规说法：东方遵循整体思维，西方遵循线性逻辑思维。这个说法有点过于武断。就像人有左脑、右脑，如同阴阳图，阳中有阴，阴中也孕育着阳的种子。西方文明也孕育了两种不同的医学体系。第一种称为海吉亚的活力论、整体论，是主动的医学体系。海吉亚于公元前 12 世纪到公元前 15 世纪被西方尊奉为"人类健康守护神"，这个时期也是中华医学文明的远古或中古时期。有趣的是，这段时期的东西方人类思维观、宇宙观、生命观存在许多相似之处，例如，《黄帝内经》描述的圣人、真人与西方人文传说中的神人都尊奉海吉亚的一个信条：人类若能有智慧地顺从大自然的规律，依从本真生活，就能保持健康。本真的含义就是本性自足。就像杜嚣老师所说，也许有一种文明是不需要我们从最细枝末节去积累知识，人可以用整体观去把握一个庞大的知识体系。海吉亚的生命观与宇宙观类似于我们的万物一体论，它是生生不已、充满活力、天人合一的。海吉亚的健康观是一种智慧的生活观，即主动健康观，真正的健康在践行者手中，要信奉自然，遵循自然之道，同时积极修炼和提升生命品质。

希腊文明发展到第二个阶段，大约是我们这里公元前 5 世纪到公元前 12 世纪，我粗略地将其类比为夏商周。这时产生了一种新医学观念，可能是伴随社会文明演变而出现的一种思维模型，其代表人物是挂着蛇杖、半人半神的阿斯克勒庇俄斯。它通过娴熟的手术、技巧及对药物、植物的了解，运用还原论的分析思想，导致总体上采用机械论的思维方式。这个思路可以归结为技术形态的、分析性的和被动的，即患者依赖于医护治疗。

讲西方医学离不开谈希波克拉底。他是集西方医学之大成的一个大医者，有一个非常重要的理论，即强调人自身的自愈能力。这与海吉亚的主动健康理论体系很接近。同时，希波克拉底也是第一位被称为具有现代医学意义的医者，因为他也大量使用药物、手术等侵入性治疗方法，被奉为"西方医圣""医哲"。对于他是属于海吉亚整体论还是阿斯克勒庇俄斯机械论，众说纷纭，没有定论。但在他的墓志铭上有一句话："希波克拉底以海吉亚的智慧和武器，战胜了无数疾病。"作为一个自然医学爱好者，我更倾向于认为他是海吉亚的信奉者。

从中世纪往后，西方医学向机械论和机械方法迅速靠近，理论基石是由哲学家笛卡尔等人不断铸实的。在笛卡尔的时代，人们把观念、意念和生理、机理截然分开，很大程度上是因为当时天主教对社会意识形态的影响，使得人们把意识、情感、思维统归为上帝统筹的范围，把身体划归为医者可以探讨的范围。由此，笛卡尔等人更进一步铸实了西方还原论、机械论的医学理论体系。

整体的医学思维观在西方并没有完全消失。图 5-1 可描述这两种医学思潮在西方的一种演变。左上角的阿斯克勒庇俄斯就像我刚才介绍过的，到笛卡尔还原论的进一步夯实，到现代的生物医学工程、生物医学基础的建立，到世界范围内主流医学的形成。

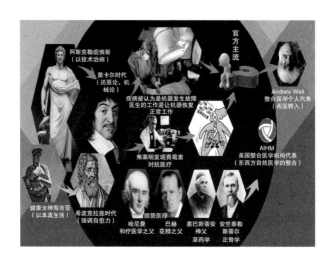

图 5-1　西方医学历史回顾

2. 西方国家补充和替代医学的兴起

西方现代医学还衍生了另外一个名称，即 accessory science，我一直没找到适当的中文翻译。这个 accessory 是"辅助性"的意思，译成"配件"或许合适。为什么会变成配件？如果你看生物化学医学（现代医学的另一个名称），很多重大医学实践和成就都取决于在物理学、化学、机械学等方面的进步与创新。侵入性手术、人体造影、生化检测等无不源于物理学、生物学、化学、机械学的长足进步与发展。医学就借助这些科学的"翅膀"向前发展。

海吉亚所代表的整体观的医学思潮在西方没有消失，一直在延续、演变。从海吉亚时代之后，西方医学经过医圣希波克拉底的整合，又不断出现很多伟大的整体医学论的代表，例如中世纪欧洲的盖伦、文艺复兴时期的帕拉赛尔苏斯，到近代德国和疗医学的创建人哈尼曼、英国巴赫花精疗法创建人爱德华·巴赫，以及北美地区众多自然医学体系的创建人。

这个建立在整体观之上的自然医学体系，在当今的欧美社会仍起着广泛而深远的作用。它具有深厚的民间基础，学院体系内趋于式微，但从未断绝。北美现存7所颇具规模的自然医学院（美国3所，加拿大4所），小规模自然医学、和疗医学、草本药物培训机构数量不少，星罗棋布，遍及北美和欧洲许多地区。

最近几十年，主流生物医学领域也出现了一些新气象与革新，其代表人物是安德鲁·威尔医生。20多年前，他顺应历史潮流和民众的呼声，创建了美国整合医学协会和研究中心。因为西方民众对西方医学的发展与实践也产生了极大的困惑和反思，第一是医源性疾病的大幅度增长，第二是医疗费用大幅攀升。在堪称富强的美国社会，还有近 5000 万民众没有任何医疗保险，这也是造成普通美国家庭因病返贫的主要原因。

据美国医生协会的大规模调研报告，医源性死亡是导致公民死亡的第三大主因。这个数字十分惊人。中国没有这方面统计，但按照中美人口比例算一下也超百万，这还是将中美的医疗水平放在同一个层面论事。这就是整合医学蔚然成风的社会基础。在安德鲁·威尔看来，整合西医始终以生物医学为主，虽然他认为可以整合中医、草药医学、能量医学、自然医学，但他主导的整合医学体系排斥针灸师、草药师、自然疗法师和疗医师，只有西医可以加入。

这是一个非常奇怪的现象：针灸虽然现在在美国取得了长足的发展，针灸师数量不断增长，但很多针灸师是从中国过去的。美国西医师只需参加一个短期培训就可用针灸治病，并且他们成立了自己的针灸协会。难道其他针灸就不属于医学？显然这是行业垄断，或有某种政治动机造成这种区别。相对这个排他性的整合医学机构，另一个更具包容性的整合医学联盟（Acaulemy of

Intergrative Health & Medicine）应运而生。除了主流西医，它也接受中医、和疗医师、脊柱病理师、草药师等所有被称为另类与替代医学的专业人才。两个体系既有共同点，也有竞争与分歧。

在欧洲，具有整体观的医学体系也有一定市场。从希波克拉底之后，西方也出了非常多用整体观来进行治疗的医家如达爱斯克洛提斯、盖伦、汤姆森等。美国整合医学的发展有几个代表性人物，其中宾尼迪·路斯特于20世纪初在美国创立了第一所自然医学院，其宗旨是用自然疗法来治疗，极大减少侵入性治疗手段，方法是排除不良习惯，树立正确的心理、生活和运动习惯。疗法包括节食、食疗、水疗、日光浴、泥土法等。自然医学有六大原则，包括提高自愈力，即提高正气、免疫力，建立内外有利的康疗环境。纵观他一生创建的整个自然医学流派，可以发现和经典中医讲的以预防为主、以健康为核心的医疗具有很多共通之处。

另一个代表人物是安德鲁·泰勒·史迪尔，建立了美国的DO系统，即 Doctor of Osteopathic Medicine（暂译正骨医生）。该体系将机体的骨骼、肌肉组织的所有系统视为一个有机整体，与古中医的天人合一观非常相似。不能单纯把这个骨头和肌肉分别开，虽然名字用了 Osteopathic（骨骼病理）这个词，但在诊断和治疗方面都一直强调，一定要把一个人的情志、机体不同层面、器官各功能等当作一个整体来进行分析和治疗。

起初几十年，DO 发展势头强劲，人数曾一度达 50 万，与美国现有 MD（即常规西医医生）相近。但由于近些年西方主流医学的强大，已把 DO 彻底异化，甚至改变了它教育的核心，要求所有 DO 学院必须教完 MD 课程才能开展整体论的教学。这样的 5 年学习是非常繁重的，我们分析了一下，好几个 DO 医学院校的课程只有两到三门课和主流西医有差别，除此之外已经完全没差异了。

美国还有一个社会影响非常广泛的医学组织叫 Chiropractic（整脊），它的人数至少有 30 万，学院有 10 多个。它的创建者是帕尔默父子两人。老帕尔默是个非常有天赋的自然医学学者，或者说功能医学学者，他擅长用类似推拿的方法治疗疑难杂症，而且取得非常好的疗效。以脊柱和周边组织为主，延伸和涵盖所有脏腑，包括情志疾病，不由让人联想起"华佗夹脊穴位"的诊疗观念，后来他把技术传给儿子。儿子非常有商业天赋，在全美铺开了 Chiropractic 体系的培训，令 Chiropractic 在近代一度非常流行。很多有钱人以看脊柱矫正师为时尚，把它当作一种身份的象征。因为 Chiropractic 是医生用手给人去除身上障碍，建立了医生与患者深度沟通的渠道，民众一度趋之若鹜。但随着基于保险业和诊所效率考虑的更规范化的操作流程的普及，能真正奉行经典脊柱疗法的专业人员已不多见。

此外，食疗也有长足发展。鲁道夫·布鲁士创建的果蔬汁断食疗法一度非常流行。人们用断食恢复体力，也用它治疗癌症。断食疗法对各种慢性疾病如白血病、风湿性关节炎、不育症、肌肉痉挛等有效。之后也出现了格申断食疗法，现在中国也有很多人讲授应用。

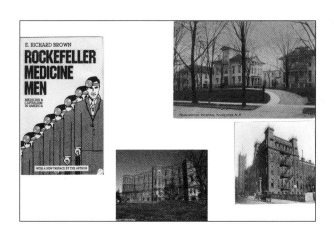

图 5-2　美国医疗体系发展的必然与偶然

图 5-2 中几个规模非常宏大的医院是 20 世纪初美国完全运用自然疗法的医院。有的可容纳近千张病床。但弗莱克斯纳报告的

通过令这个状况一夜间被彻底改变。弗莱克斯纳是个教育学者，在洛克菲勒等大财团授意下主导了一个全国医学状况调研，国会通过法案，把医学教育纳入所谓"科学化"和"规范化"管理，即按照德国和美国约翰霍普金斯大学的模式，将医学彻底界定在生理与病理范畴之内。后来的医学历史学家认为，当时资本集团这样做的目的主要是提高工人工作产能，高效地减少和控制疾病，用可量化的企业生产管理模式替代健康管理。结果将自然医学、草本医学、能量医学以"非科学"的名义彻底从主流医学领域去除。可见，医学本就不是一个单纯科学的发展，除了是一种附属科学，它也受强大的政治、经济和文化影响。弗莱克斯纳报告影响了一个世纪的医学在世界的发展，今天所面临的各种医疗危机和矛盾都看得到该法案的影子。

3. 医改需要各方力量

美国近年来历届政府都在倡导医改。从我去美国留学开始已经 20 多年。因为医改已经是一个迫不及待、非常紧急的状态。2013 年，代表美国资本主义辉煌的城市底特律在一夜间破产。原因是 40% 以上财政支出花在了医疗与养老上。美国最有实力的城镇，最优秀的企业包括微软、脸书、苹果、通用电器，都无力担负每年以 15% 的速度在往上增长的医疗费用。因为任何一个企业的创收都不可能达到每年 15%，4 年翻一番。

医改给国民造成了很大困惑，所以从老布什开始每届政府都向民众许愿要医改，但都以失败告终。所以这里我特别能体谅郭清副校长说的，中国医改只能靠从立法层面来推动。难得的是，国内许多人和机构在积极关注医改。七八年前我还在香港大学教书的时候，有一天在《华南早报》上看到，我们居然把"治未病与健康管理"当作一个专业落实到了中国高等教育体系中间，这就是郭校长做的伟大贡献。这种工作在西方现存体系中间是不可思议的。所以我为什么回国来和大家一起研讨未来医学、整合医学的走向，和大家扎扎实实做一些研究和推动工作。我认为未来医学，尤其是今后新的医学，人文的伟大复兴肯定是在中国首先实现。

现今在美国有一个非常有意思的现状，替代医学或者叫另类医学大行其道。什么叫替代医学？什么叫另类医学？"另类"这个词在中文里有贬义。除了主流生物、化学、医学之外的所有治疗方法，都一概被称为另类医学。但另类医学深受欢迎。1997年哈佛大学的统计就表明，美国民众每年花在另类医学上的费用和花在主流医学上的费用已经旗鼓相当了。这还是 1997 年的数据，每年还在增长。这与民众对美国现存医疗体系的困惑和反思有很大关系。另一方面，另类医学和替代医学，包括中国的针灸、草药确实在缓解患者的很多种疾病方面起着重要作用。

哪些人在使用另类医学？社会医学家发现，白人用得多，女性比男性应用得多，持活性的、有机世界观、语境论世界观的人比持机械论世界观（非白即黑的角度看世界）用得多。观念、种族、性别都在人们对医疗的选择中扮演了重要作用。

美国国立卫生研究院 2006 年的报告表明，虽然现在社会上另类疗法、替代疗法很火热，但人们没有环境和条件去深刻了解整体的医疗体系。疗法可以是非常简单的一种方法，多少年前中国有甩手疗法、足疗，但经典中医是个完整的医学体系，大多数美国人对中医的认识还停留在针灸可以止痛的范围。

西方的和疗医学也是个非常完整的医学体系，但民众对其使用还停留在治疗感冒发烧阶段。美国所有医学院校中，65% 以上开设了自然医学、另类医学和替代医学的课程。但所有这类课程最多只有两个学时，即一学期只有几小时。很多医生、民众都知道不能只往生物、化学医学这一条路走，但他们的选择是令人眼花缭乱的各种疗法——营养素疗法、维生素疗法、饥饿疗法、断食疗法、禅坐疗法、瑜伽疗法，真正整合的、完整的医学体系，包括经典中医、吠陀医学、和疗医学、藏医学等，被彻底忽略了。

美国国会在主导和控制另类医学、自然医学的过程中，也起到了一些作用。很多年前，美国国会拨款在美国国立卫生研究院成立了研究另类疗法和替代疗法的医疗机构 NCCAM（National Center for Complementary and Alternative Medicine）。当时还是一个小型研究中心。这个中心不断演变，几个月前名字改成了 NCCIH，即国立替代与整合健康中心（National Center for Complementary and Integrative Health）。它强调两个字，一个是 Complementary（替代），另一个是 Integrative（整合），整合全人类所有文明体系中最优秀的治疗方法。我觉得这非常好，就像"健康中国 2030"，都是非常好的，但如何落地，可能是同道们需要探讨的。

这隐约让人感到他们也试图把以疾病为核心的医学体系，向以健康为核心的医学体系转换，但我对此抱谨慎的乐观态度，因为这取决于，以华夏传统医学为代表的世界自然医学是否可以全面复兴。我在美国从事研究 20 多年，在 4 个大学做过教授。高等院校本来是引领社会向前发展的机构，但现在许多院校丧失了这个功能，还有各种利益参与其中。医学体系变革，是一场伟大的文化复兴运动，需要众多的人、机构积极参与。

（原演讲题目为《西方整合医学的历史与现状》）

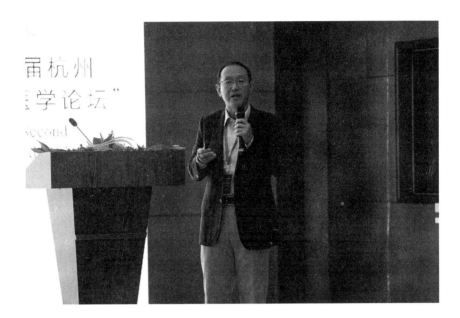

薛史地夫教授在演讲

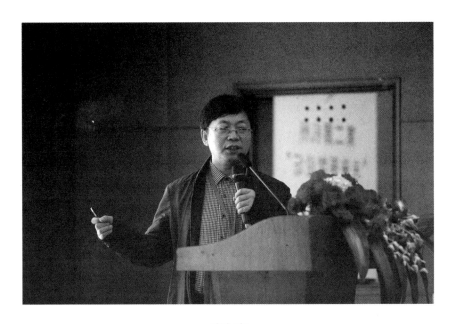

张润杰

第六讲　构建中医的思维

演讲者：张润杰（歧轩医学体系创始人，中华歧轩医学会会长、世界中医药联合会自然疗法专业委员会理事）

　　我今天讲中医思维，是想介绍一下我思考这个问题的出发点，即思维是站在什么角度上去考虑的。拿几幅 TTM 图简单讲讲，其实并不能发现里面真正的规律，因为 TTM 用了很多年，但并没有被大量应用于临床，仅仅作为工具搞研究。我们在近一年把它用在临床上，用在培养学员时向他们展现真实客观的中医规律。当他们看到客观的东西时，信心就建立起来了。过去只能给他们讲模型，通过想象去构建思维，其实我们在应用之后，发现它的作用不仅在临床，而且在教学、构建思维过程中有着极其强大的作用。

1. 研究中医思维规律

　　现在人们说学中医须有悟性，学一辈子也不一定能进门。但"思路决定出路"，思路不正确，就没有出路。研究 TTM 和中医

结合同样涉及思路。我们在用一种什么思路去解决这个问题，其
实 TTM 的机器已经很客观地摆在这里，无论是中医西医，用它
拍出来的是客观信息。但解读的人不同，说法就不一样，中医按
中医的思维方法解读，中医思维到底是什么？现在 40 万左右职
业中医师，能用中医思维看病的只有几万。找到中医的思维方法，
构建一个思维方法，我觉得这是突破问题的关键。我今天首先简
单说一下，抛砖引玉，希望能得到大家的批评指正。

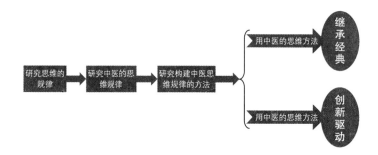

图 6-1　构建中医思维方法

首先研究思维规律是什么，然后研究中医思维规律，才能够
研究构建中医思维规律的方法，是递进的过程。当我们掌握了中
医思维规律及构建方法，才能用这些东西去解决问题。没有用中
医的思维方法却去研究中医和 TTM 的结合，说这是中医研究成
果，可能吗？对中医经典如何继承，涉及须有正确的中医思维模
式。在浩瀚的中医书籍里拿出货真价实的东西，拿到临床上反复

验证，再也不是玄而又玄，只能谈天论道。当我们接触了 TTM 会发现，中医是客观的，不是玄幻的。

继承之后才能创新，抛弃对精髓的继承而盲目谈创新是没有意义的。抛弃五千年文化跳在半空中谈创新，结果可想而知。历史发展一定是螺旋式、周期式上升，每个人的进步一定是站在先人肩膀上，所以我今天想把前两天思考的问题跟大家作个汇报。

2. 突破自我思维的禁锢

"世界上有 3 种人，第一种走在路上遇到陷阱会闭上眼睛走下去，下一次还会走同一条路；第二种人遇到陷阱会绕开继续前进，下次他还会走同一条路；第三种人遇到陷阱会考虑下次找一条没陷阱的路。"每个人都有自己的思维惯性，因为一生下来就有自己的主观、感情、经历、色彩。思维惯性是认识、学习知识并取得进步的最大障碍。我认为首先需要反思、思考，了解自己。政府有政策支持，有资金支持，为什么中医还是发展得不够好？这需要反思。不能认为中医不行是因为中医不好，怨别人太强，这是重大的思维误区，这样思考永远不会有进步。有人说中医就是见效慢，慢慢吃吧。我最反对这样的话，吃多了把肝吃坏。我认为这全是为你不行而找的借口。

　　思路决定出路，立场决定方向。一个人有什么立场、世界观、认知，就会根据它去思考，并有相应的思路、行动。人有自己思维的缺陷，欲想进步首先是突破自我思维的禁锢。一个思维活动是多种因素构成的动态系统，思维对象、思想主体和思维方法是思维活动最基本和最主要的 3 个因素。思维对象是思维活动的原材料，思维主体是具有认识能力及思维结构的人，思维方法是思维主体对思维对象进行加工制作的方式、工具和手段。其实这 3 点对人来说就是内外、阴阳。

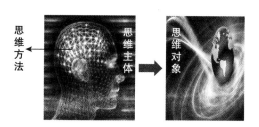

图 6-2　思维活动的 3 个因素

3. 中医阴阳互比思维

　　人的思维的过程是怎样的？根据我的搜索结果，首先是基础逻辑思想，包括抽象与概括、分析与综合、归纳与演绎、对比（求同、求异）、原因与结果、正推（原因推理结果）、逆推（结果推理原因）、因果链（原因产生结果，结果作为原因产生下一个结果）。

第二是系统。上下层次的事物是归属关系，同一层次的事物是并列关系，其实这跟中医的思维很类似。在中医的诊脉、望诊过程之中，阴阳互比是决定你的客观准确性的一个思维方式。《黄帝内经》中察色按脉，先别阴阳，别什么？对比，阴阳互比。人迎一盛、人迎二盛、人迎三盛，就是阴阳对比，互比。这个阴阳互比的思维在《黄帝内经》里比比皆是，中医的思维方式其实体现得淋漓尽致，我们现在对思维规律的总结也没有跳出规律的本质。

其实我们看看，矛盾的统一性和斗争性，矛盾的补充、互补、互相消减，这些东西我们都是从研究思维的书中学过了的，其实都是我们大脑整个的活动规律，跟中医的这些东西没什么区别。结果一对一，线状的结果，环状的结果，一对多，无极而太极，太极生两仪，两仪生四象，四象生八卦，是一个竖状结构。想组一个团队，团队里分部门，再分组织结构，一个团队就出来了。这都是人的思维规律，它掌控着整个大脑。其实对大脑有很多研究，有人说大脑像太极，左半球右半球，阴中有阳，阳中有阴，左半球有右半球的功能，右半球有左半球的功能，互相渗透，跟大脑活动有关。思维活动规律完全按这个运转，它其实是对客观事物规律的准确反映。要抛开主观认识、思维惯性，便发现思维规律是对客观事物规律的再现，这是我研究总结出来的。

4. 同气相求，阴阳相感

目前人类对所有规律的研究与探索，其实跟中医的阴阳道理是离不开的，上午有个话题叫作"心和神"，我觉得没必要在这深一步讨论，杜嚚老师说"人知其神之神，不知不神之所以神"，其实就是修行到一定程度后，对自己的心性有明心见性的感悟。这东西是讨论不清楚的，每个人有自己的认识，如果强求统一，要能把这个整清楚，那一定不是那个真正的规律。但客观的临床实践是需要用客观现实去改善的。发现了规律，掌握了规律，临床实践活动就要在它的指导下。人一出生下来就开始对环境的学习和认识，并不断积累经验，这是我思考的一个问题。

人一出生下来都要以 3 个标准来判断并产生认识和经验，第一是生存需求。出生以后，出自生存需求对外界产生认识，判断对生存来说一个东西是好、不好还是中性。第二是生理需求。第三是心理需求。这3个层次的需求产生了人对自然万物的认识，好与不好的经验积累。人借助眼、耳、鼻、舌、身来提取对环境的信息，在大脑整合成像，并根据3个标准产生3种认识，储存在大脑记忆里。同气相求，阴阳相感，意识和记忆相感相求，就有了思维活动过程，这一切就遵循了0、1、2的法则。

图6-3　人的思维活动过程

《黄帝内经》上讲："天之在我者德也，地之在我者气也。德流气薄而生者也。故生之来谓之精，两精相搏谓之神。"这个"神"是什么？这就是"象思维"。中医的思维，王教授总结得非常到位。我们在学习中医时，从藏象到脉象，掉到象里，其实就是对象执著。理入、术入、象入，三位一体不可分。如果把象和理和术剥离开，再去看中医，会掉入一种玄幻中。抛开术和理，象就是玄幻。

所以有必要证实自己的思维，分析自己的思维，古人有一句话叫"自知者明"。当我们研究一个事物，顺应思维去思考、分析时，首先要了解大脑是怎么运作的，自己的思维有没有缺陷。首先看自己有问题没有？静下心来，突然发现了问题。静不下来就是"病"，快给自己治病，心静了再观察、思考，就不带感情色彩。要解决中医的问题，得先解决中医思维掉到象里拔不出来的问题。比如说轻刀刮竹，这是一个象，这个象有什么客观标准，如何认识它？我给瑞典内经学院做培训时，有人问："轻刀刮竹用的是什么刀？刮的是什么样的竹子？你刮它用多大的力量？"不要怨人家孺子不可教，他是精准思考。我们自己要先学好。

5."观"是整个中医思维的特点

古人怎么解决思维问题？仰观天文、俯察地理、远取万物、近取诸身，学会一"观"字是整个中医思维的特点。《阴符经》上说"观天之道，执天之行，尽矣"。我们在基金会的支持下跟中医药学会做了一个工程—人才滚动式复制系统。因为中医走到现在靠师承，模式可以描述为A—B—C—D—E。互联网时代，我们可以实现A—B，A—C，A—D，A—E，要与时俱进。如果走在过去的老路上，有陷阱绕过去，捂上眼跳下去，就是思维定势。

第二点，要解决中医现代化的问题。用 TTM 和中医融合之后，可以发现中医现代化是百分百可以实现的。人和动物的区别在于善用工具，为什么中医非得不用工具？用中医思维使用工具，这是智慧。在研究 TTM、人体辉光的时候，首先得知道气，胃阳里的气。它里面有一个理论上的接口，我用图 6-4 作个简单介绍。

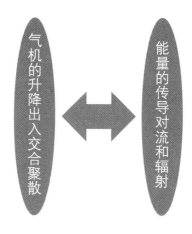

图 6-4 体光医学——理论接口

首先，气机升降出入交合聚散，能量的传导对流和辐射，两者有很大相似性。从中医气一元论的基本原理到升降出入的运动规律，到 TTM 检测到的东西，到它的能量运动，几乎无缝对接。

这里怎么看脉象？任何一个独立个体都是对整体的真实再现。正常状态的劳宫穴在 TTM 显示下远看像一个能量球。即将断层时，能量球按上下内外进行流动，这个流动真实再现我们升降出入的过程。当我们用这个规律再和临床脉诊对比进行观察，发现它是客观而真实、准确的。

6. 持脉有道，虚静为主

有个学生做脉诊，因为我离得远，他给我发了个图片。远程会诊，其实会有各种信息流失，看舌头可以差很远。中医讲究望闻问切四诊的互证互参，要形成证据链才可以。仅仅问信息马上就做决定，失误率会有多少？

整个过程，天人合一，在恬淡虚无中才能得道。学中医，先修身养性，改变思维惯性。在观察、认识事物时，能放下自己多少的执著、惯性、主观色彩、客观感受。持脉有道，虚静为宝，如果你在持脉时都不能静下来，谈什么持脉。信息的得出是要准确而客观的，而不是靠经验，浮脉什么样，靠感觉的临床是不可靠的。人都说中医是经验医学，我认为这是对中医的一个否认。中医首先在很高层次哲学的思辨上指导临床实践，通过临床再反观再提升。中医学习过程首先要听闻、学习，然后进一步思考，然后明白，但我们不能明白了以后就开始拿人去练。要正之于己，验之于人，最后才是真明白。脱离了这个逐级成长的过程，我认为中医是很难成长起来的。掌握了这种思维规律的过程，我们的工作就知道从哪下手，从哪构建，课程怎么安排。

前年我们做了一个夏令营，召集了几个不同层次的小学生、初中生、高中生、大学生，看看他们思维模式有什么区别，发现初中生学得最快，这让我们反思，其实谁也不比谁笨。要善于否定自我，在自我否定中进步。谁说出来的话，当你讲出来的时候，它一定不会永远都是真理，一定是在不断否定、不断修正中进步，其实我们做学问就是如此。

（原演讲题目为《中医的顿悟之门：思维——甩掉禁锢中医思维的枷锁》）

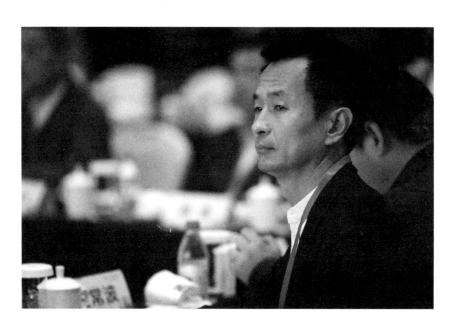

左常波

第七讲　从微针调气探讨丹道修炼本原

演讲者：左常波（广州中医药大学左常波国际针灸研究中心主任，针灸专业博士生导师，北京中医药大学临床特聘专家、学科建设带头人，广东省中医院主任导师，澳门针灸学会会长）

去年在首届"未来医学论坛"上，我作报告的题目是《微针调气治神，开启生命之源》，今天承接前面的话题，做一个更深入的阐述，题目是《从微针调气探讨丹道修炼本原》。

1. 观察 TTM 与针灸治疗

比较学研究法，是很多学科在构建过程中常用的一种方法。包括同一个学科在跨时空视域下的比较学研究，不同学科间的比较学研究。其实古人在这方面非常擅长，譬如取象比类就是一种比较学思维方法。作为一个临床医生，我用了 23 年时间，将传统针灸学和古老的丹道修炼两个体系进行了比较学研究，发现了大量事实，也从中找到了一些规律，并小心提出了一些结论。

　　昨天杨秘书长提议可不可以结合 TTM 的展示，针对一位嘉宾现场操作，我觉得这是一个很有表现力的方式。现场找一位嘉宾，观察一下他针灸前的 TTM 成像和针灸之后的改变，然后大家一起分析这个改变有什么意义，对临床诊疗有什么帮助，是否可以帮助修正诊疗方向。针灸与 TTM 结合，我也抱着很大的好奇心来观察。

　　前天做了两个病例。过程是：我先了解病情，有个基本判断，再做 TTM 检查。在了解病情的过程中，我没有看到 TTM 结果，根据经验扎了两针，完了以后又有自己的判断。过了半小时，又做了一个检测，结果挺让我惊讶的，因为我的判断跟治疗以前的 TTM 是高度吻合的，治疗以后 TTM 的呈现跟我预期想达到的效果非常吻合。昨天是治疗后的第二天，我问了他的感觉，他的感受给我一个很大的启发，所以在这方面我也是个学习者。

2. 微针调气讲究手法和针法

　　我用 23 年构建了一套很有趣的针灸体系，首先我对传统针灸有深刻研究，对董氏奇穴也有长时间临床应用经验。在这样的背景下，借鉴丹道修炼体系的精华，创立了一套非常简约的针灸体系，我称之为"以针演道微妙法门"。用毫针去演绎丹道修炼的整个过程，我认为这是一种极有意义的、实验性的探索。我想摸索出一套大一统的针灸公度模式，在这套模式下可以行祛疾之术，演续命之法，合修身之道。也就是说，可以解决很多临床疾病，治好之后在继续调理的过程中，让人产生恢复青春活力的变化，甚至还有人在灵性上有提升。在20多年的临床过程中，我进行了大量以针演道的实践，慢慢完善并印证了这套体系。

这套体系在技术层面分为4种针法技能，我称为"三调一治"："三调"即调气、调血、调经筋。微针调气，三菱针调血，粗针斜刺调经筋；"治"是微针治神。下面，我就"三调"中的调气针法展开阐述，把次第出现的各种针灸气化现象跟丹道修炼的逐节功夫相互参证，探索其中规律，进一步探讨丹道修炼的本源。

微针调气主要讲究手法和针法，手法非常注重以手把握针尖下的气感，讲究功夫尽在指下，走气全在针尖，心手合一。我需要借助非常细腻的毫针，在扎针过程中，医师会对针尖周围气的变化有敏锐感觉。针灸医生的手下功夫在于敏锐度、手法，而不在于有多高深的气功。所谓针法，在我构建的针灸体系里，就是阵法，像排兵布阵一样讲究穴位的配伍和组合。我曾研创的一个"立极针法"由两个穴位构成，三焦经的火穴支沟穴，配合足太阴脾经的原穴太白穴，可以让人的命门产生温热甚至发烫的感觉。我所谓的针法就是不同穴位的组合。

3. 微针调气调治身体

运用这套思路，在一些多系统疾病和疑难病症的治疗上实现了突破。它也伴随着一系列气化现象，比如有人有丹田发热、发暖，还有小周天一气流转的现象，有人脚心冒风、排寒，还有人肢体甚至内脏在动，有些人也会伴随情绪反应，有哭泣、有喜悦，有些人还有身体消失的感觉，包括意识空白，内在灵光闪现，甚至有些灵肉分离的超验心理学现象。

在这些复杂的气化现象出现后，很多疾病好转或痊愈，我不需要针对某种疾病去专门治疗。很多病人好了以后还伴随一些别的变化，这引起了我的注意。我尝试从中找到一些规律，并在临床上验证，再提炼出有建设性的结论，这就是我在 20 多年中所做的工作。

在这个过程中，除了治愈顽疾外，还有一部分老年人不同程度地出现性功能的恢复，皮肤容貌的年轻化，甚至白发变黑的返还现象。有位 60 多岁的女性在 10 年前开始接受针灸调理，疾病痊愈，在调养过程中（一个月或两个月做一两次针灸），恢复到比 50 岁的样子还年轻。

还有一部分人的性情变得平静而愉悦，人生观也改变了，这些现象的出现在临床当中有非常重要的价值。这到底意味着什么呢？在我们身体深处隐藏着一些什么样的重大秘密？

4. 构建以针演道针灸体系

比较学是建立一门新学科非常重要的方法。在寻找答案的过程中，我慢慢走进一个引人入胜的神秘领域，就是古老的丹道修炼体系。我发现这个体系注重精气神的转化，而《黄帝内经》也探讨了精气神生理与病理的转化过程。我觉得微针调气、微针治神可以在精气神转化中作为枢纽起到调整作用。走进这个领域会发现，微针调气出现的气化现象在修炼体系里皆有指涉，古人修炼中出现的很多现象跟我在临床中发现的气化现象非常相似。既然这两套体系都指向我们的生命个体，都涉及精气神三者之间的转化，为什么不把这两套系统进行比较，找到其中规律，尝试去构建一套简约的以针演道针灸体系呢？

我用了 20 多年做这样的尝试，构建的这个体系简约而博大，常用穴位有 10 多个，有传统穴位也有奇穴，更有我自己发现的穴位。找到了身体最大的逻辑，比如小周天循环、一气周流，再把每个穴位的内在小逻辑弄明白，按特定配伍关系组成不同针法，以此配合这套法度严谨、环环相扣的周天运转程序。这是一个值得临床医生关注的方向。这套程序是次第有验的，一环扣一环的。以精气神为药，安炉立鼎，返本还源。

总体来说，我认为它是东方式的、以生命为根本的而非以疾病为根本的实证体系，它遵循严密的周天运转法度。在这套逻辑里，天人是合一的，可以用针刺来调整。就像"三调一治"技术里调经筋这套方法，针对人的形体做调节，用粗针调形，用微针调气和治神，演绎这个次第有序的过程。这是完全可行的。微针调气在以针演道的程序中，只对精气神的转化进行了调整和引导，顺势点拨。我觉得对一个临床医生，最大的功夫不在手下，也不在辨证能力，而在于顺势而为。人身上最大的势在哪？在古老丹道体系里呈现的这套周天法度、这套逻辑，这是我的发现。

5. 涵蓄丹田，温养命门

简单回顾一下，如何去细细梳理，层层深入剖析。分两部分：第一是微针调气的操作流程。比如通上、调中、潜下、沉底，什么意思？丹道修炼关注的子午周天、任督二脉，任脉在前，督脉在后，在正常生命过程中，任脉是上升的，督脉是下降的。而道家修炼是逆转的，顺者为人，逆者为天，它督脉是上升的，任脉是下降的。通上、调中、潜下、沉底是我对前面任脉的观察。先把中上焦调通，我设计了好多针法来应对，还设计了把中间调通的方法，比如斡旋针法，把中土的斡旋调动起来。还有一些针法可以让气沉丹田，蓄积起来，再沉到海底，甚至涌泉，用来帮助我在操作过程中实现这个目标。

涵蓄丹田和温养命门在这里非常重要。我发现在人体的运转过程中有两个非常重要的能量运转中心，前面是任脉上的下丹田，后面是督脉上的命门。涵蓄丹田和温养命门都有相应针法去达成，但它是环环相扣的，一个环节都不能落下。在这个前提下，实现前面3个目标后，延续到第四个环节有些人发生活子时（修炼过程中的一种现象）。在扎针过程中有两个现象我认为相当于道家修炼中的活子时，有些人在扎针中产生了类似性高潮，感受非常强烈，不仅表现在下体，全身的每个细胞都是快活的，精神愉悦，非常吻合道家所谓的活子时，我认为有小药产生了。

还有些人晨勃有变化。一些六七十岁的人经过调整以后，性功能恢复，在夜间睡眠中会出现一到两次甚至三次勃起。这个时候做深吸气，提肛缩肾，会感觉到有一股热流从尾骨后面通上来，直接到脑子里去。此时舌抵上腭，会有口水大量分泌，满口时吞入小腹，阳具倒下去了，再睡。我观察了很多这样的现象，与活子时非常吻合，道家说这时有小药产生。刚产生的时候太嫩了，采了没用；如果产生欲望了，这个药就老了，不能采。随着前面的调整不断深入，有人出现一气贯穿、还精补脑，一股热流直达巅顶，过程中伴随很多让人震惊的现象，脑子里轰鸣，一股热气经过印堂，有人出现灵光闪现。按这个操作流程，随着逐步开展，出现的很多现象都可以与道家修炼的过程相印证。

6. 微针调气，炼己筑基

下面我把各阶段的气化现象进行剖析。前面讲的太多复杂现象中存在一定秩序。有一句话叫"修炼之初，先祛隐疾"，要进入修炼程序，须先解决色身上的病，清除障碍。微针调气化在这方面能起大作用，留针时有些阴寒体质的人感到丹田发热，脚底冰凉，我认为是排寒现象，随着寒气排除，阳气生起，很多病开始好转；有人产生小湿疹，排湿气；有人头皮发麻、发痒、排风邪……会产生祛疾作用。还有人发生冲病现象、翻病现象。产生这些气化反应之后有很好的祛疾作用。

　　道家的修炼法程，我称之为级联式气化程序，一环扣一环，每一环都绕不过去，每个环节都有明确目标，达成路线也很明确，达成目标后会出现什么现象或征象也很明确。祛除隐疾后，在真正的修炼前还有个百日筑基过程，一是"炼己"，要你心性放下，放下很多事才是真正放下，不是由修养去控制情绪。二是补亏，补足先天元精，为后面讲的炼精化气打好基础。这是一个针法补亏的过程。我前面讲的每个操作流程，只要一环扣一环去做，病人在呼吸时气沉到很深的小腹，产生丹田暖。丹经里提到的丹田火炽、双肾汤煎都会有，非常清晰，在这个炼己筑基过程中，通过微针调气都可以做到。此时，很多人病已经好了，接下来身体还会发生更多变化，性格也改变，容貌也年轻了。再接下来，有一些人出现了活子时，频繁出现以后，你让他当下收采，经过长时间积蓄，他就会进入炼精化气。其表现是尾闾产生一股巨大的暖流，一股力量沿着脊椎冲到头顶，一气贯穿。有些人在安静时突然出现，有些人在睡觉时出现，这股力量带动身体产生巨大震动，甚至会把自己惊醒了，然后有些人会自然而然把舌尖翘到上腭上，口水哗哗地分泌出来，口水咽下去以后很快就平静了。这个现象与炼精化气非常吻合。

还有一小部分人继续展开针灸调理，会出现炼气化神的现象。还有一个炼神还虚的阶段，我所诊治的病人出现这个现象的不是很多。我研究过西派丹法，它讲究虚空大定，心息相依，当真正跟虚空合一的时候会有些特殊感受，比如全身酥麻，每个细胞快活，那是先天一气不采自来的状态，我也观察过。我认为以针演道越往高处，在我们有为的针法操作里越难见到，但我们看见了很多端倪。

7. 子午周天一气周流与胚胎早期发育

下面做一个回顾。丹道修炼讲究子午周天一气周流，让我想到胚胎最早期发育的现象。最初两周，受精卵迅速分裂，形成多细胞"桑葚期"胚胎，球状出现了一个内陷，凹陷进去以后慢慢展开，这是最初的一个构建过程，这时首尾起源于一个点。一个圆球，没有头尾之分，然后从某个点凹陷进去了，在慢慢展开的过程中，头尾分开。我们通过针法促成了小周天一气周流，这是不是也模拟了生命最初构建过程中混元一体的状态呢？

8.回归生命源头

我用了 23 年时间，通过针灸的这些手段，不断摸索前进，验证了丹道修炼许多阶段的特殊规律。丹道修炼的一些理论反过来又指导了我的针法操作，我最后得出的结论是：丹道修炼过程实现了精气神转化，是由三到二再到一的回归过程。什么是三？精气神，通过炼精化气回到二，再炼气化神回到一，这是一个回归过程，回归生命源头、造化源头，恢复生命的本来面目。这个过程其实就是我们首先达成内在连接，然后再实现内外连接，回到造化源头。

9.以针演道与助道

这个研究方向给我带来两个重大启示。第一，以丹道周天的大逻辑为参照，演绎出一系列微针调气的针法，开创以针演道针灸体系，提供了传统针灸之外的另一套针灸范本、另外一套模式，值得临床医生深入研究。第二，在微针调气调治身体的过程中，我们发现了纷繁复杂的气化现象，在混乱中找到秩序，从事实中探寻规律，为丹道实修提供了更多可资借鉴的证据，并在丹道修炼的前半程以针演道，以针助道，给我们提供了直接帮助。我的报告就到这里，有很多问题，很多不对的地方，希望在场的专家在讨论中给予批评。

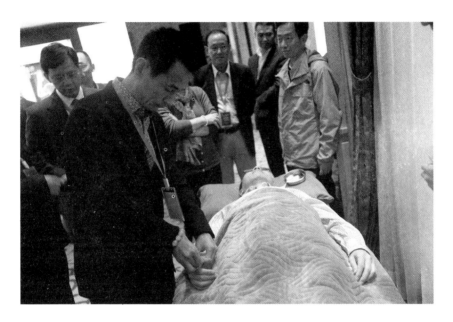

第二届未来医学论坛现场（三）

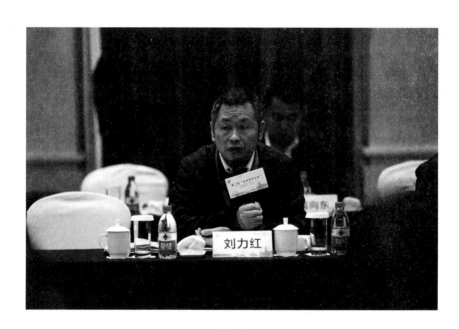

刘力红

第八讲　未来医学的特质

演讲者：刘力红（广西中医药大学基础医学院教授，经典中医临床研究所首席专家。著有《思考中医》《开启中医之门》等专著）

"未来医学"这个论题挑战性太高了。我很难想象能够在过去某一时间把此刻要讲的内容准备好，并期待它对未来的医学有实质意义。所以，我只能在此刻，在离未来最近的这个时刻，将心中感受报告出来，希望能对论坛提供一个有意义的建议。自从接受了杨教授的邀请，可以说我是战战兢兢，如临深渊，如履薄冰。

1.中医符合未来医学的特质

就在刚刚走上讲台的一刹那，我知道了我要说什么。因为薛教授的报告给我带来了启示，上午一位老师讲到《易经》，提到中国文化是讲究感通的，"易，无思也，无为也，寂然不动，感而遂通天下之故"。本来我准备谈的是"未来医学的特质"。

什么才能作为未来医学？它的特质是什么？这一点必须弄明白，否则就辜负了"未来"这个称谓。也就是我们今天所谈论的，过50年，过100年，甚至更长时间，它仍然不过时，仍然堪当"未来"的称谓，那么我们今天讨论的话题是有意义的。所以，这个论坛要讨论的医学是永恒的，不过时的，什么样的医学才符合这一特质？我认为是中医。

为什么是中医？因为中医是流动的，是秒秒在当下的医学。这些年来我一直在讲一个主题："中医的基本精神"。中医的基本精神是什么？或者说精神源头在哪？都与"中"有关。"中"不仅指地域，它还蕴含更重要的精神和出处。中超越对立，和合对立，永在当下，由此而出或蕴含此精神的医学，当然能历久弥新，堪当"未来医学"之称谓。

2. 中医的独特优势

刚刚听薛史地夫教授讲到美国的一些研究现状，美国人基本用盲人摸象的方法来海选，虽说方法不可取，但精神可嘉。我认为这个阶段会过去，他们迟早会借助传统理法去寻求传统的普世意义。而反过来，中华大地的西医同仁们能否尽快觉醒，发现传统的价值。在传统的基础上更好地发展现代，目前还是我们堪称独特的优势。

举个例子。多年前我看过一个资料，记述了美国一个研究小组关于同性恋的研究过程。研究采用盲人摸象的方法，通过无数次筛选，找到了同性恋的一个生理基础—外耳道。磁极具有同性相斥、异性相吸的特征，人亦如此。为什么同性也能相吸（恋）？研究证明了同性在外耳道的异性特征，这于人性是极有意义的发现。这个发现来之不易，有些像大海捞针，因为从现代医学的角度，我们无法联想外耳与性别的相关性。但中医角度就不一样了，《素问·六节藏象论》讲到："肾者，作强之官，伎巧出焉。"也就是说性的问题是由肾来决定的，肾开窍于耳，用中医的眼光来看，很快能锁定外耳，完全用不着去海选。

透过上面的例子，我们能够感受到什么呢？我们有太珍贵的条件，过去无视这些条件，跟在别人后面爬行，诺贝尔奖的医药项目几乎没我们的份。我们能不能醒过来，认识到传统的价值，站在中医的、整个文化的肩上向前迈进？这样就完全可能引领医学。我非常希望与真正有抱负的西医同仁交朋友，帮他们发现传统在这个时代的意义，我想这是中西医同仁们可以意识到的重要工作。

3. 从道的层面探究生命

健康应该是医学的主题，只是举目望去，现代医学的主题还停留在治病上。认识健康首先需要认识生命的构架，用《素问·上古天真论》的表述，生命的架构必须"形与神俱"方能尽终天年。形是物质的层面，神是超越物质的层面，生命良好运行的前提就是这两个层面的和合，而后者（神）是生命的主导。《尚书》提出了"五福"的概念：一曰寿，二曰富，三曰康宁，四曰攸好德，五曰考终命。"五福"的前两福属于物质层面，后三福属于超越物质层面。健康亦如此，健属于物质层面的良好状态，康属于超越物质层面的良好状态。

鉴于对生命的上述认知，可以看到，现代医学的范畴基本局限在物质层面，仅以物质视角来看待整个生命，于生命有盲区便在情理之中。由此，我们可以解读伴随现代医学的基础、诊断、临床治疗的进步，疾病也与之俱进的这个现实悖论。忽略了生命的非物质层面比如情绪，于生命缺乏整体的认识，我们终将无法得到健康。

在中国文化的体系，有关物质和非物质的探索由来已久。探索的结果告诉人们，物质对生命的作用是有限度的，相比之下，

非物质对生命的影响则有更大空间。由此可以解释，为什么中国
文化更倾向在非物质层面、道的层面来探究生命。从整体的生命
而言，物质层面可以用身来概括，非物质层面可以用心与性来概
括。我希望通过"未来医学"这个主题的讨论，让人们认清生命
的事实，获得真正的健康。

（原演讲题目为《略谈未来医学的特质》）

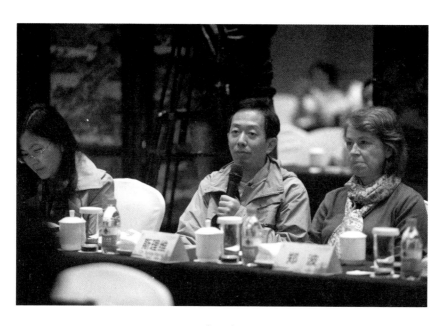

李 辛

第九讲　中医临证训练与提升

演讲者：李辛（毕业于北京中医药大学，心身医学硕士。师从国家级名老中医宋祚民先生。现任上海自道精舍、上海熙和堂诊所顾问，北京东源文际医疗顾问，浙江天景生公益基金会顾问，天首达脑科学研究所顾问）

从未来医学的发展趋势来看，有一点是可以肯定的：中国的传统医学一定会成为未来医学积极的组成部分。未来，中医的技术与疗效，中医的理念，对生命与健康，对人与自然关系的整体性认识，会成为全世界各医学体系的共识。

疾病从能量，从精神开始，最后表现于物质肉体。对这个演化过程的认识，不仅能够指导中医，也能够帮助现代医学以及其他地区民族医学的发展提高到一个新的认识和实践高度。这是正在发生的一个趋势。

我今天要讲的主题，是中医临证能力的训练和提升。

1. 认识中医，从神与气入手

最近 20 年，全世界范围内，尤其是国内，非常重视传统中医。

这股对中医的信心，固然会带来中医的大步发展，而在此过程中，最需要重视的是中医的疗效。

医学是要解决问题的，如果每一个讲授中医、实践中医、传播中医的人，都能有更多实践，体验到中医的切实疗效，就自然会对中医有坚实的信心。

这么多年关于中医的争论，关于中医和西医之间所谓的分歧，主要是因为我们的认识论有问题。这个认识论的误区也直接影响了近代中医的教育与实践。

我们必须要了解，中医所讲的所有内容，是关于生命的无形层面（神与气）的运行规律，以及从无形的神与气的层面影响到肉体（形）层面的规律。这点必须要明确。

同时这个无形的层面，不光是人的思想、情感、欲望，或者人与人、人与社会交流的意识活动，这里还有人与自然、宇宙能量及信息的交换和交流，这就是古人讲的"感通"。感通，就像我们的手机或者调频收音机，调到某个波段就能够接收到某类信息。

人体在天地之间，既是一个发射器，也是一个接收器，程度因人而异。同时也在肉体层面进行着由饮食、消化、吸收、排泄等过程完成的代谢活动。

所以，在讨论传统中医的时候，我们必须要注意几个最基本的观念，才能抓住中医的实质。第一是神与气。认识中医必须从这里入手。如果从肉体入手，那只是以现代人局限的物质化思维，来理解这个无形的层面。

用对有形肉体的认知，来理解无形的神气层面的生命活动，这是近代围绕中医这么多争论和误解的最大原因。

神与气是无形的，有变化规律，跟个体、时间、空间、天地运行都有关系。所以在传统的经典里面，用"化"来代表"物质－能量－信息"的转化，也就是"形－气－神"的相互转化关系。

现代人对于身体上的任何不舒服，都会习惯地从身体上去找原因，这是我们这个时代的社会流行认知决定的，这是时代的局限。

在中医来看，生命的产生、疾病的形成，都是从无形的神到气，最后到形体层面的显化。在中医里面叫作"气化"。

举个例子，大家可以想一下，刚才大家看到的用热成像科技

TTM 测出的人体的热代谢能量图，就像是一个气球的状态。如果忘掉肉体的形象，从"气机"的角度来看，每个人的能量高低和运行状态就像不同的气球。

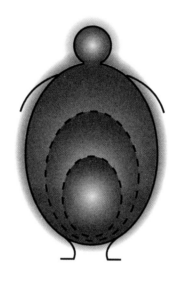

图9-1

身体好的人，就像图 9-1 这个气球，会亮一点，更均匀一些。达到一定程度的人，是非常亮的，而且是全面通透的。神气形架构好的人，就像一幅有美感的画，有均匀和有序的和谐感。病人则是很不均匀的，上下左右、内外表里，盘根错节，虚实寒热分布不均，这些情况在 TTM 也能表现出来。

2. 关于中西医争论的一点澄清

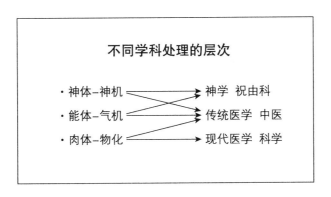

图 9-2

图 9-2 可以把现在各个学科之间的争论，做一个简单的梳理。

现代医学，因为是建立在现代科学基础上的，所处理的是生命的肉体部分。其规律在中医学来看，称之为"物化"，即物质间的转化与变化。

中医主要考虑的是从神机到气机的变化，然后再影响到肉体。《黄帝内经》时代的医学，汉唐以前的中医，现在还有很多道家的老师，还保留着这一水平的认识与实践。

这几天我们谈到整合医学、全人医学、未来医学，谈到了文明的源头海吉亚。讨论一个学科，确实要从源头和历史发展来看。

最近的这 100 年，不管是历史的记录、对特定事件和材料选择的立足点，还是书写和解读方式，都是建立在现代的、物质时代的观念上。在这个过程中，很多传统的，关于能量的、精神的内容被有意无意地剔除了。比如 1949 年之后中国心理学会被取消，到了 20 世纪 80 年代才重新恢复；比如国内出版的孙思邈的《千金翼方》里，祝由科的内容被删掉。

人类的发展可以看成两条线轴，各有两个方向。我们这个时代的大部分学说、主流观念，是一条横线。进化论也在这条横线，这是以科技、物质、肉体，以有形有相的世界为中心的认识维度，从过去的杠杆、轮子、蒸汽机，到现在的电脑，高铁，还有互联网等等。人类在这个维度前进探索。

但是，还有重要的另一条轴线，是什么呢？就像今天早上杜老师谈到：有一个向上的轴线。也就是关于我们人类的知识是从哪里来的？

这个问题很重要。作为近代人，他会天经地义认为：知识是老师教的，从书本上来的，从网上来的。

那我们要问：在这些书本和语言文字出现之前，人类是如何获得的？这里又有两种观点。第一种观点是在水平线的观点，或者说物质化的观点，进化论的观点。它说中医学是古代劳动人民长期生产实践的结果，穴位是偶然摔了一跤撞出来的；草药是因为有很多人吃坏了肚子，有的吃死了，经过很多年，终于总结出哪些能吃，哪些不能吃。

这个观点会不会低估了人类？

3. 内在训练可以使人"观"得更清楚

中国的经典里很清楚说明了知识是如何来的。今天很多老师都谈到了，"上观于天，下观于地，中观于人""远取诸物，近取诸身"。

"观"是什么意思？这个观肯定不是我们现在日常生活水平这样的观察，观是有不同水准的。站在1.5米和150米的高度是不一样的，心智被财色名利包裹时和清静澄明的状态时的认知能力是完全不同的。

或者说当你在迪斯尼乐园快速运转的过山车上，下面的情况你是看不清的，也没心思看。因为那个时候，快速旋转的头晕目眩中，周围的人在喧哗尖叫，你能安坐当下已经很了不起了。

但如果有一个人只是静静地站在地上，没有参加这个游戏，他就能看清楚周围的一切，还能观察到不同的人在此特殊情况下的不同反应模式。如果从外往内观察，假以时日，可以发现一系列生理心理的规律。

这时候，在过山车上的人会惊奇，这个人是不是有神通啊？非也。只是前者在动荡的散乱态，而后者是在一个安宁静定的状态。

这就是刚才刘力红老师说的"寂然不动，感而遂通"。这个水平的"观"，是不一样的。

如何到这个水平呢？很多老师都谈到了修炼，我很少用"修炼"这个词，这个词有宗教意向，容易给人一些压力，也会被很多人拒之门外。

我在国外讲学的时候，用了一个词叫"内在训练"。

在大学学习的时候，中医也要学西医的，解剖学我还考了91分，我们要学分子生物学、学寄生虫，还要看显微镜。为什么西医学完毕业就能用在临床解决问题？因为在学校和医院讲的现代医学每一个概念，有实际的经验，也有实在的效用。在肉体层面有形有相的东西，很实在。

现代人学中医的瓶颈，是因为我们生活在物质化的现代。我们是在以物质层面的生活习惯、认知和概念在揣度精神、能量、信息层面的实效。

举个例子。小时候我是在贵州山里长大的，我经常爬到山上玩，有时候还会躺下睡几个小时，跟自然的联系是很紧密的。我能感觉到土地下面是湿的，还是冷的，还是热的，或者是脏的。这是身心本来就有的感觉功能。很多养过猫的人都知道，猫猫会在家里找一个最舒服的地方躺着。但是对于生活在城市的孩子，很多已经失去了这个能力。

现代教育系统所提供的知识，每个个体的生活经验，还有我们现在日常使用的概念和表述系统背后的那个指向，其实已经不是那个月亮了，而是一个想象中的概念。现代人对"精气神"可以有很多理解和分析，但不一定能有真切的体会和实践经验。

这也是我们中医学院的医学生面临的瓶颈，传统医学并非不考虑肉体，它关注的重点是从精神层面、信息层面和能量层面。

这几个层面因为是看不见、摸不着的。所以，如何提高精微的感受力，是现代人学习传统医学的一个重点，而且这个精微的感受力不仅对中医必要，对西医也需要。

我们在读大学的时候，现代医学还是很重视心肺听诊和叩诊的，那时候还很重视病人的主观感受和医生的直觉与经验的结合。现在科技手段发达了，医生的这部分能力也渐渐缺乏了。

所以这个感受力的训练是不分中医西医的。同样，近年来一直有争论中医学习里面要不要设置西医课，设置多少。在我来看，作为现代的中医医生，西医肯定需要学。同样，西医学生也需要了解中医的"能量－信息－物质"的整体观。

这些现代医学的知识与实践，对于临床中医生是非常有用的。但是重点在于，作为一个医生或中医学生，必须能解决临床问题，如果没有这个，其他的学科学得再好，在实战上还是无力的。

传统医学和现代医学是两个不同的医学体系，某些层面上可以互补，比如在肉体层面和"能量－信息－精神"层面很好地互相协作。但是，如果一定要用现代医学的这些语言来解释中医，虽然对现代人来说会很好理解，但这些现代的理解对于我们掌握中医学的精髓和指导临床实践，肯定是不够的。

传统中医经典里面这些"阴阳五行、虚实补泻、升降浮沉"描述的都是人体的"气机",能量层面的变化。比如刚才在 TTM 技术的显示下,能帮助我们直接看到:当下这个人的气机运动是开的还是阖的;是均匀的还是割据的;是虚的还是实的。我们看到针灸前这个人体的能量是不均匀的,左边多,经过针灸以后慢慢就两边均衡了。

所以,用现代的技术来研究、阐释中医学,当然是可以的,但必须选择合适的技术——能够在能量层面、信息层面观察人体生命活动的技术。

在药物的研究领域,也是这样,不能只局限于物质成分、分子结构,《神农百草经》《本草纲目》……讲得很清楚,是用"气味、阴阳、厚薄、轻重、开阖、走守、动静",来描述能量的变化。

所以如何深入学习传统医学呢?

国家中医药管理局提出"跟明师,读经典,做临床"。这些确实很重要。

我建议再加上一条:内在训练。这是现代中医教育必须加入的一环。静坐、站桩、太极……

这些内在训练能够提高现代人对无形世界的感受力和觉察力，帮助我们更深入地理解古人所言和他们眼中的生命。

20 多年前，我是个幸运的中医学生。在大学二年级的时候，偶然遇到了我的启蒙老师——任林先生，这位老师有长期禅修和太极拳的经验。他对佛法非常精通，也了解《道藏》。他告诉我需要读古书、训练自己，给了我一个信心和内在训练的开始。

1997 年，我认识了另一位老师，宋祚民先生，他是北京四大名医孔伯华先生的弟子，现在已经 91 岁了。他也是每天打坐，练功的。

4. 对西方发达国家中医学习的观察

我在 2001 年的时候开始带一些外国学生，认识了一位美国科罗拉多中医学院毕业的中医。他告诉我，他们的针灸课，第一堂课不是穴位、经络的定位、主治等等理论知识，而是先放一排床，让学生躺下，老师带他们用手隔空感觉模特的气场：寒热、虚实、温凉。练功和静坐，这在西方的中医药大学是一件很正常的事情。

下面这些照片是近年我们在国外参访传统医学医疗机构、大学时拍摄的：

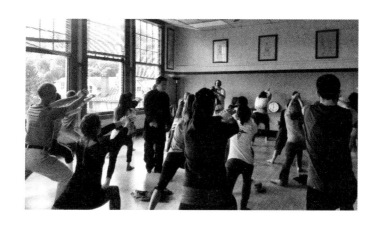

图9-3

图9-3是2014年参访美国波特兰自然医学院，钟鹰扬医生带领学生上太极课。

美国波特兰自然医学院经典中医学院的校长傅海纳教授，是个德国人，在中国读过博士，能说流利的中文，长期打坐。他每年带学生到国内的道观，甚至藏区的五明佛学院参访。

在西方学习中医的，有一半是西医。这些中医学生一旦决定学传统医学的时候，他很清楚，这个领域不只是物质层面的，所以他们自然会去进行内在训练。

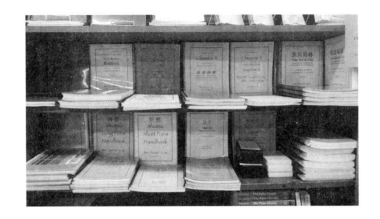

图 9-4

图 9–4 是自然医学院图书馆的关于中医的书。

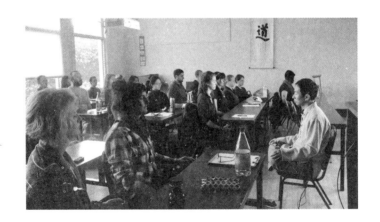

图 9-5

在图 9–5 中，他们打坐都非常安静，内心都很敏感。

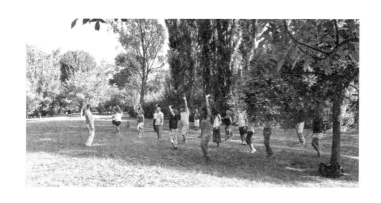

图 9-6

图 9–6 是位于法国普罗旺斯的法国传统医学教学研究院，是法国最早的中医学院之一，也是斯理维老师 23 年前学习过的学校。我们去参观的时候，刚好遇上他们的集中练功培训，3 天的课程就是练功，有太极、气功、八段锦。

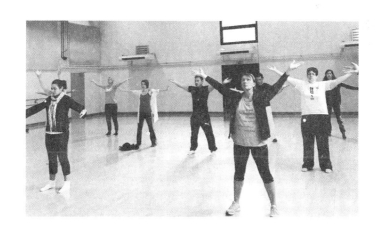

图 9-7

图 9-7 是法国少阳中医学院，他们的校长马帆老师毕业于成都中医药大学。

大家有没有注意到，照片中这些在西方学中医的学生，年纪都不小，基本年龄都在 30 岁以上，这意味着什么？他们已经有了一定的人生经验和知识储备，他们自己选择，来学习这门目前属于"非主流"的学科。

所以当他们决定投入金钱、投入时间、精力去选择传统医学的时候，他们早已在思想上和行动上准备好了。而我们中国的中医学生常常是被动进入这个需要丰富知识、体验和高度发展的心智来学习的学科。他们往往是从小学习数理化、学外语、学奥数，然后到了 18 岁，突然被扔到一个"阴阳五行虚实寒热"的世界里。

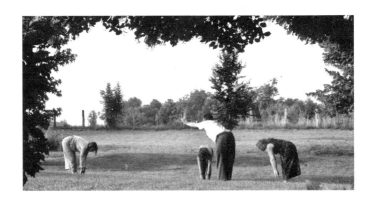

图 9-8

图 9-8 是在法国里昂的一家致力于研究和传承古代生命科学的研究机构——蓝之树学会。图中，克劳迪纳医生正在教习易筋经。她是蓝之树学会的负责人，原来是西医，后来在新加坡学针灸，在英国学习中医，在中国实习。曾参加过首届未来医学论坛。

在学习传统医学的西方人眼中，学习《黄帝内经》《伤寒论》，学习打坐、站桩、道家或者欧洲的基督教的灵修传统，是天经地义的。不读这些书，不做这样的内在训练，就跟学西医不学解剖一样，那怎么可能学会呢？

读经典和跟随老师的意义，是帮助现代人先建立认识论。因为我们现在的认识论是在物质层面的。所以在即使还没有对人体的能量有感受，读经典能帮助现代人建立对无形的能量信息层面的认知模型，建构传统医学关于生命和健康的思维模式。

5. 中医着重临床实践

做临床的意义在于：面对一个个实实在在的人，把这一套关于生命和健康的"观察－认知－思维"模式真正内化。没有这个内化的过程，就会停留在讲理论，把实践的医学，变成讨论的文化阐释。

所以需要练内功，去真实"体"会。静坐、站桩，练太极、易筋经乃至做瑜伽、冥想都可以，只要静下来，就能够逐渐"感而遂通"。

否则我们抱着良好的愿望，希望深入学习传统医学，却有可能变成只是思维和概念的游戏。

如果我们国内的中医学院有更多的老师以临床为重，坚持学习经典，坚持这些传统的"内在训练"，他们对于传统医学的理解就会更清晰，他们的实践就会更有效。

（原演讲题目《中医临证能力的训练与提升》）

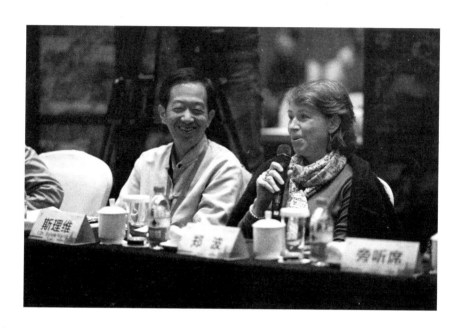

李辛医师与斯理维

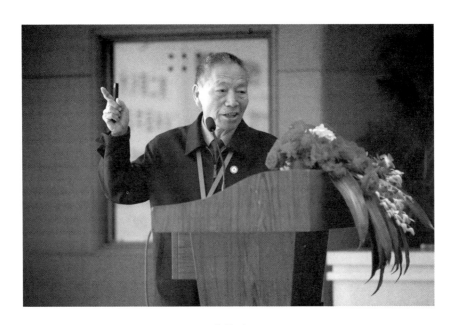

俞梦孙

第十讲　健康医学工程

演讲者：俞梦孙（中国工程院院士，空军航空医学研究所航空医学工程研究中心主任、北京大学健康系统工程研究所所长，航空生物医学工程创始人）

1. 如何推进健康医学工程

未来十年二十年，颠覆性技术是什么？我想，应该是我们国家自己原创，对推动未来能起显著作用的技术。用"道常无为，而无不为"来概括我们现在的认识和工作，我们能做的其实是无为，按自然规律办事，这是根本。如果真的按自然规律办事了，顺着自然规律，我们就本事大了。

钱学森先生早在 1980 年就提出："人体科学一定要有系统观，这就是中医的观点，所以医学方向是中医，不是西医，西医也要走到中医的路上来。中医要真正搞清楚以后，影响整个现代科学技术。"钱学森先生还认为："中医的理论和实践我们真正理解了，总结了以后，要改造现在的科学技术，要引起科学革命。"但现在的中医在钱先生看来还是自然哲学，所以要实现他说的目标还要经过三个步骤。

首先要写一本《唯象中医学》。唯象科学很重要，现在气象学就是唯象气象学。把规律搞清楚，用现在大家看得懂的方式来讲，该用方程式的就用方程式写明白。然后把现在是"知其然"的，尽可能过渡到"知其所以然"，把中医纳入现代科学体系。最根本的是第三步，创造新医学，即临床医学、预防医学、康复医学、能力医学。能力医学，我理解就是现在国际上说的performance。这件事要统一起来，实际上是一回事，不要把临床、预防等分开。本质是一样的，都是人。为什么钱老这么提？

我觉得现在所有的学科，包括生命科学、医学都遇到了瓶颈，很难发展。按照还原论思想发展不下去，越发展越浪费钱，把全民创造出来的经济都消耗掉了，做了无用功，反而阻碍了社会发展。现在遇到的瓶颈都是复杂系统问题。复杂系统究竟应该怎么办？钱学森为什么对人那么重视？他认为如果把人的问题弄清楚，对解决所有复杂系统是有帮助的。

在中国传统文化里，对复杂系统恰恰有一整套系统的认识方法。在有文字以前，已有一套用符号表示的、认识复杂系统的完整思路。要用系统科学思想将中医纳入科学体系。系统科学也在发展，在发展中认识复杂系统规律。我今天要讲的是健康医学工程概念。把传统健康文化精髓与钱学森开放复杂系统理论融合，认识生命运动规律，通过尊重和顺应人、环境、自然规律途径，提升意识正能量，恢复和增强人的自组织功能，达到祛除疾患、维护健康、适应环境、扩展能力的目的，这就是恢复健康的医学。

恢复健康的医学从临床角度讲是恢复健康，也是提升能力的医学。什么是健康医学工程？为什么要工程化？因为出问题的人太多了，中国光高血压人群现在已经 2 亿多，加上糖尿病、慢性病人群大概快 5 个亿了，还要加上不太健康的。所以一定要以工程化、群体化、规范化的方式实施健康医学，我想这就是健康医学工程。当然还有一个更大的健康系统工程概念。

最近习主席在"全国卫生与健康大会"上明确提出"要提倡健康文明的生活方式，树立大卫生、大健康的观念，把以治病为中心转变为以人民健康为中心，建立健全健康教育体系，提升全民健康素养，推动全民健身和全民健康深度融合"，并指出"将健康融入所有政策"。这就是说，在实现"中国梦"伟大战略布局的过程中，全民健康是前提。中国生物医学工程学会研究健康战略已经历了 30 余年，"人类健康工程"的提出是 30 余年研究的结果，而健康医学工程是人类健康工程在健康与医学领域的具体应用工程。因此在实施习主席的人民健康系统工程思想过程中，大力推进"健康医学工程"是必然选择。

我们学会当时为什么要开展这个学科研究？医疗上大量引入西方观点和技术，1983 年我们就已经感觉有问题，现在这个问题越来越突出。看病难、看病贵的根源，就是主流医学成为疾病医学。以疾病为中心的医学不能说一点没效果，但总体上效果不好。特别是疾病医学与资本运作相结合，无效性才会导致与社会无责任性的资本相结合，阻碍社会进步。根源在于主流医学脱离了生命规律和社会生态文明理念。

资金只有与正确理念相结合，方可推动社会进步。医改必须从认识人生命的本质开始。今天在这里讲的新学科（人类健康工程）是国家的需求。它对当前主流医学来讲确实是颠覆性的。这个新学科源自文化自信，是中国特色自主创新，系统性改变游戏规则的创新，具有弯道超车性质。它也是一个利民的巨大产业。

2. 人是具有高级意识活动的开放复杂巨系统

下面我简单解释一下表示人是具有高级意识活动的开放复杂

巨系统的示意图（图 10-1，指向人系统模型图和天人合一图）。

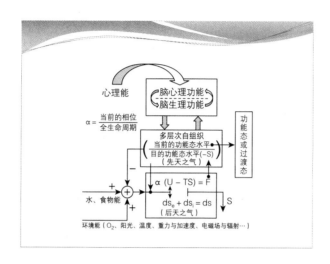

图 10-1　人是具有高级意识活动的开放复杂巨系统

第一，认识人的自然规律。钱先生把人概括为具有高级意识活动的开放复杂巨系统。我领会这个跟中国传统文化里把先天之气、后天之气、意识 3 块组成天人合一图是高度一致的。人是具有高级意识活动的开放复杂巨系统，中间这个层次，这一块（指中间的多层次自组织）可以说是先天之气，其代表功能是多层次自组织。下面一块是后天之气，为先天之气提供能源、信息。这个能源里我把薛定谔的"生命以负熵为生"的观点和普里高津的熵变方程写进去了，都是指人系统的开放性，也就是后天之气。整个系统上还有一大块意识在里面调控管理。

人体有三大输入：吃、环境、意识流。生命靠这 3 个输入，出毛病也就是输入不恰当。同样要把人调好也是要搞好输入。输出是什么？钱学森说是整体功能状态，简称功能态，或者过渡态，后面会讲。

人是心智、躯体两大开放复杂巨系统的协同。人又和环境之间组成了一个更大的系统。一个人生命到一定阶段，有了一个后代，在这个系统里延续。多层次自组织功能就这样在一代代延续中进化、发展。它从健康和疾病的角度来看，主要是 3 条：

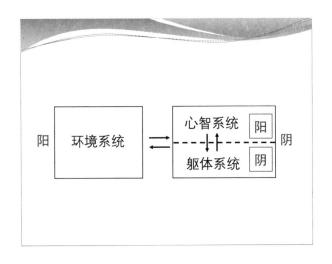

图 10-2　人是三个开放复杂巨系统之间相互协调共同协同的结果

第一条，维持稳态，保持健康的自稳态能力。

第二条，从功能和结构上使系统本身适应环境。功能在先，结构在后，从功能和结构上适应环境的自适应能力。人要没这个能力很快就会死。

第三条，排除异己，驱除障碍的自修复能力。

这 3 条能力如果我们用好了，对人的认识就搞清楚了。

下面把钱老说的功能态再讲一点。整个开放复杂巨系统，只能通过它的功能状态来了解人系统。钱老提出的功能态思想与美国生理学家坎农提出的内稳态思想其实是一致的。但钱老的功能态还包括它是在变，是亚稳态性质的。

维纳曾有两句很有名的话："生命是一个维持稳态的机构""生命在于稳态的维持之中"。把维纳的话和自组织原理结合可以归纳成：人的生命总是在自发地走向或维持某种稳态，就这两种。"走向"为主的过程叫功能态的过渡态，"维持"为主的过程叫功能态的稳态。人的生命自组织过程可以类比成一个由不同性质和水平的功能态稳态时间序列，以及相邻稳态之间的过渡态在空间时间功能结构上的一种集合，它起始于人生命形成的瞬间，阴阳合德，终止于生命结束，阴阳离决。当然还以后代繁衍延续，整个生命也许可以由一张由众多稳态和过渡态相间的集合体图来表示。

一开始是稳态，然后过渡态，稳态，过渡态，无数个。晚上好好睡一觉也是过渡态：睡好了，第二天状态就不一样；睡不好，第二天就不行。人的生命总是在维持稳态和过渡态这两种功能态同时存在的情况，只是一种以过渡为主，一种以维持为主。整个生命过程就是一个整体过渡态过程。

从健康和疾病的角度看，在维持为主的功能态可分成以下5种：

第一种是特殊功能态，指人的特殊功能。

第二种是生理性稳态，就是健康态，比较健康，表现为稳态范围宽、水平高。

如果稳态水平变窄，稍有降低，还没产生障碍，叫亚生理性稳态，稳态水平差一点，这是第三种。

第四种是已经有障碍，为了避免整体稳态水平失稳，以牺牲某一些重要基础稳态为代价，建立了病理重构，形成了内部应激源，这就是慢性病，叫病理性稳态。

第五种就是衰竭态。

同时，也可以对过渡态的种类给予归纳。可以归纳出很多，但方便一些，也归纳出 5 类：

第一种是主动意识修炼。

第二种是潜移默化的不造成应激的过渡，比如睡觉、吃饭都是不造成应激反应的过渡态。这是一种过渡，既可过渡到更高稳态，也可过渡到更差。

第三、第四、第五种都有应激反应，但这里头有好的和差的。排在前面的第三种称为生理性应激过渡态，超出了稳态线性范围，进入非线性区，超出了现有结构，但它根据环境的需要会涌现出新功能，这个新功能在稳态范围内。这就是非线性稳态应变，国外叫异稳态（allostasis），就是远离平衡态，这是长本事的应激反应。我们长本事长得快都在这里，提高健康水平，很多也是这样。小孩发烧感冒不要随便用抗生素，有时感冒后身体更好。

如果超过了非线性稳态范围，进入深层次自组织，必须要以牺牲某些功能来维持稳态的话，就是病理性应激反应，叫异稳态超负荷或超负荷异稳态。

最后一个就是过渡到衰竭态。

所以说人的健康水平、稳态水平高低，取决于过渡态的性质。过渡态过渡得好，你会健康，过渡得不好，你会出毛病，即功能态的稳态水平取决于过渡态的类型。

如果从过渡态后面的功能态稳态水平更高还是更低来看，可以把刚才那个 5 类过渡态区分两大类：一类是过渡到更好，一类是过渡到不好。意识修炼，非应激过渡态，健康生活方式、养生、修炼都可以潜移默化地过渡到更好。还有一个生理性应激反应，这个很重要，好的医生常常要用这个。

我体会张仲景的《伤寒论》，三阳中对于太阳病、阳明病的处理就是这一类。现在已经把这个原理用到军事训练上，用到高原适应环境，效果好得有点出奇。实际上这就是"道常无为"，效果再好也是在"道常无为"之中。

过渡态也可以过渡到更差。如果不检点自己，很容易就走到更差的地方去了。刚才说的超负荷应激反应，如果不好好处理，后面当然更坏。如果遇到这样严重的情况，比如说"SARS"来了，把它引导到生理性应激反应上来更好。邓铁涛老先生的团队就是这样在处理"SARS"时做到无死亡、无医务人员被感染、无后遗症、无转院。好多所谓很严重的传染病，如果处理得好，病人身体比原来更好，要会处理。

医学是一门为人类构建走向稳态水平更高的顺应过渡态性质的过渡态科学。错误的医学无视人的这个性质，降低稳态水平，危害人的健康。

3. 健康医学是走向更高稳态水平的过渡态科学

刚才把基础原理大概说了一下。下面讲一讲什么是病？

我体会《黄帝内经》主要是讲健康的，《伤寒论》是对待疾病的健康医学，是一部符合系统学原理的医学巨著。郭生白先生研究《伤寒论》后总结得很精辟，他说病就两条，排异反应是病，障碍是病。前者是急性病，后者是慢性病。所以治病，就是对急病顺势利导，完成排异反应过程，对慢性病自主调节恢复和谐生态。

所谓排异反应就是机体对外源性刺激的应激反应响应。应激反应里头包括两部分：第一部分是即刻应激响应；第二部分是回归过程，其实就是适应环境的过程。

我在这里讲适应环境是广义的。可以适应微生物的环境，也可以适应物理环境，都属于过渡态，这种应激反应病叫过渡态病。你可以叫它病，可以不叫它病，它就是过渡态。既然应激反应是过渡态性质的，那么它有可能要么过渡到好的地方，要么过渡到差的地方去，我们就把它引导到好的地方去。障碍就是慢性病，不讲了。下面我讲一下慢性病这个框图。

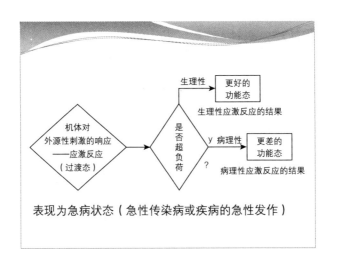

图 10-3　过渡态病

这个功能态是不是到了病理性的，到什么程度了？然后跟患者的先天性结合在一起，决定了气血不畅和慢性炎症所在部位；接下来在已有慢性炎症情况下再根据先天性因素，形成各种各样的慢性病。

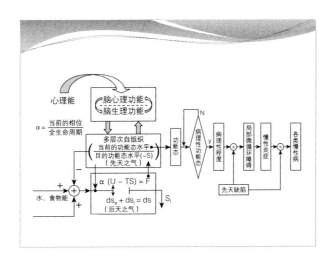

图 10-4　慢性病——人生命系统功能态与疾病关系

如何对待病？要把健康医学模式导出来。

主流医学把注意力放在疾病上，总体思想是对抗，强调疾病的诊断，强调早期诊断。听起来好像是对的，其实很可能是有危害的。

当前主流医学的问题在于不符合人的自然规律，更不符合顺势推进的东方思维，因而不可能对开放复杂巨系统的人有中肯认知。今后我们这个世界的走向我想就是东方思维。遇到的问题几乎都是复杂问题。解决复杂问题靠地中海思维不行，它以对抗性为主，没搞清楚天地人是个什么关系。东方思维建立在天地人关系的基础上，和谐处理问题，所以将来中国一定会引领世界，和谐共赢。

当然从这个观点看，现在的主流医学，把全部努力都放在疾病的治疗上，未能从功能态变异上去调控。所谓疾病医学，主要是指疾病的诊断和治疗。听起来，诊断治疗总是对的，其实所有根源都出在诊断治疗的问题上。应该把努力放到前面去（指功能态），而不应该放在具体疾病表现上。

我总结，一种是疾病医学，另一种是健康医学。健康医学的模式就是监视（sensing）、辨识（identifying）、调控（regulating），以提升人的稳态水平为目标的 SIR 模式。

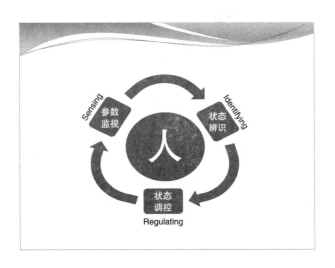

图 10-5　SIR 模式工程化、规范化

怎么对待疾病？概括为 3 条：

第一，不要直接针对疾病的表象去治疗，比如说血压高了你去降血压，对表象去治疗，反而容易出毛病，因为它不是本质。

第二，对于过渡态性的病，应顺势引导到生理性应激反应上去，协助机体过渡到稳态水平更高的功能状态去。

第三，对于病理性稳态，或者叫病理性功能态的病人，应该为他营造一类过渡态，让他逐渐地过渡到稳态水平较前面更高的功能态上去，像张仲景对待三阴病人的办法。

医学应该是一门帮助人类走向更高稳态水平，顺应人过渡态性质的过渡态科学，这就是健康医学，是助其恢复自组织功能的医学，而用规模化方式实施健康医学的就是健康医学工程。

治病的医学，是在多管闲事。因为人自己身上本来就有"治病"能力，很自然。这个能力比我们人为加上去的强得多。人为"治病"是在做一些不该做的闲事，反而容易带来危害。

4. 对工程化、规模化的初步设想

最后，总结一下健康医学。如果把刚才说的 SIR 模式工程化、规模化，就是健康医学工程。为什么是健康医学工程，而不是健康医学？在座的很多都很有本事，但我们现在面对的是几个亿的患病者，要让他们恢复健康，让亚健康的人回归健康。习主席讲的大健康思想，是要"以治病为中心转变为以人民健康为中心"。我认为首先要关心已生病的人，绝不是只以预防为主。习主席讲话的精神就是要用健康的观念对待已患疾病的患者、亚健康者、健康者等所有的人。这是一项巨大的系统工程。

所以一定要工程化，寻求规模化、系统工程方式才能解决数以亿计的人的健康问题。现在有没有可能？从系统科学的角度、系统论的角度，从复杂系统的特点的角度，是有可能的。在认识和解决复杂系统问题上，特别是想用工程化方式来解决健康医学，必须首先搞清楚复杂系统的序参量。毛泽东讲要抓主要矛盾和矛盾的主要方面。序参量支配、命令着整个复杂系统运行，因此认识了系统中的序参量状态，相当于了解了整个系统的大致状态，对序参量的调控也相当于对整个系统的调控，这样就抓住了主要矛盾。

最近几年，我们琢磨了很长时间。初步总结，了解人不需要像现在医院里的诊断那么复杂，现在体检中心到处都是。其实就健康状态而言，除了现在常规体检之外，有 4 条就够了。

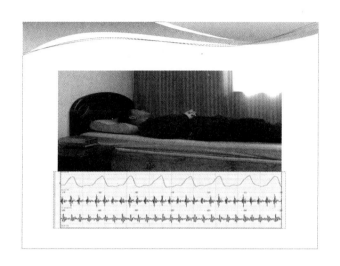

图 10-6　体现整体观的睡眠监测技术

第一，睡眠，利用彭子益先生探索的"圆运动"，圆运动的过程在睡眠中看得很清楚，包括脑功能的状态信息。但检查睡眠不能影响睡眠，这一点中国人做到了，而且用得很好。现在西方为了了解睡眠常去影响睡眠（指多导睡眠仪），这个在我们东方思维里是不允许的，一定要用不干扰睡眠的检查方法。

第二，血液循环。我这几年花了很大精力在研究动脉血压。动脉血压多频共振搏动系统反映出维持生命稳态的最核心功能状态，现在叫元气。关于这点，如我讲得不对，请各位批评。什么能代表元气？血液循环，包括心脏、血管、微循环状态、共振状态。病就是元气出问题。只要血液循环是正常的，人有理由生病吗？

第三，红外热像图所反映出的机体代谢状态。

第四，排泄。上次有人提出用测序技术测大便，我觉得又把问题复杂化了。只要把大便的物理性质挖掘出，如气味、黏度、过程和颜色搞清楚，就是是否健康的重要参数。

在睡眠监测方面最近又有新进展，只要躺上去，身上什么也没有，就能测心电图（图 10-7）。心跳呼吸周期性很明显，这个胆、肝、肺、肠，子午流注的过程，一看就很健康。晚上睡觉是阴，阴中有阳，这个阳是逐渐升起来的，和阴阳鱼非常像。我们用数据来证明阴阳状态。这里有问题的（图 10-9），一看就知道问题很重，后来证明这个人有癌症。

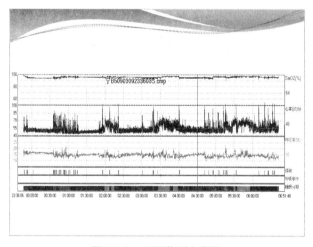

图 10-7　睡眠监测心电图

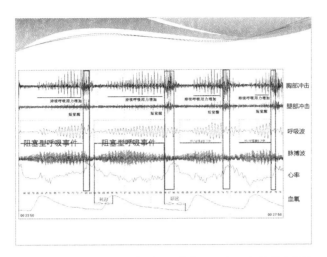

图 10-8 床垫上呼吸用力过程，确定了一次阻塞型呼吸事件

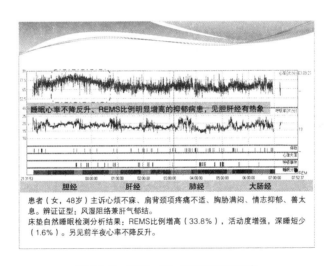

患者（女，48岁）主诉心烦不寐、肩背颈项疼痛不适、胸胁满闷、情志抑郁、善太息。辨证证型：风湿络络兼肝气郁结。
床垫自然睡眠检测分析结果：REMS比例增高（33.8％），活动度增强，深睡短少（1.6％）。另见前半夜心率不降反升。

图 10-9 抑郁一例：肝胆经升降异常

下面说到血压，血压不是我们过去认识的那样，这个思想是台湾的一位物理学家提出的。舒张压对各个脏腑组织起充盈作用，这个充盈作用就是增加刚度 k，下面的 m 是质量，所以每个脏腑和经络有一个特征频率，这个频率与刚度 k 的开方成正比，与质量 m 的开方成反比。所以你看，心、肝、肾、脾、肺有不同频率。我讲的频率是心跳的倍数。增加刚度 k 就等于减少阻尼，增加频率，使它共振更好。收缩压是含有各次谐波的激振力，起激振作用。

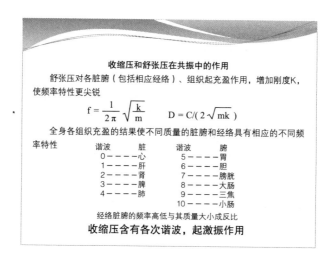

图 10-10　动脉血压测量过程体现整体血供状态信息

简单总结一下，动脉收缩压波形各谐波成分决定血供多频共振系统的激振力；舒张压对器官、组织充盈构成了对应的多频受振体；动脉血压系统确实构成了多频共振系统。血供具有高效原动力时，生命效率最高，能源最省，一定会自发走向低功耗。心脏具有 1.4w 收缩功，就能维持全身供血，在精巧的心脏结构中，血液是振动的介质。

如此精准巧妙的结构，首先低功耗能高效共振系统，使其传递阻抗趋向于零。我们知道，这个动脉系统一节节流体阻力大得不得了。如果是流体的话，哪有血供效果，末梢供血很困难的，它只有共振。更妙的是它的多频共振，这个多频共振，我们搞通信的知道，可以多路通讯、多路控制，你想控制谁就控制谁，可分别控制所有脏器，便于生命自组织过程中的分别调控。这是一款天衣无缝的精美设计，在生命过程中扮演着应时应事不断变化的生命气血美妙协奏曲的角色。太妙了！

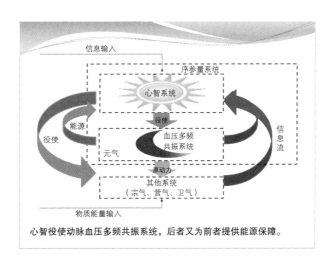

心智役使动脉血压多频共振系统，后者又为前者提供能源保障。

图 10-11　序参量系统

如果把这个性质展示出来、量化，就会对它更清楚。现代研究证明了脑器官对整个系统的作用。所以如果说动脉血压多频共振系统是个交响乐团，指挥就是心智系统，是动脉共振系统的总统，元气的阳部，而交响乐团是阴部，并给其他的宗气、营气、卫气给予支撑。

调控其实也很简单，主要是输入要管好，其实就这么几条。认知教育，在认知基础上改变行为，放松训练，药食同源，助力气血。助力气血可以做很多事，我们在研究，这就是工程化模式。

高原健康工程的实践已经证明，只要我们能逐步认清人对低氧应激的规律，并为其营造顺应规律的环境，人类完全可以健康地适应高原环境，不引发高原病。健康医学理念和 SIR 模式，不仅对复杂性慢性病是一条有效的途径，而且也是使人健康地适应新环境，甚至适应极端环境的好途径。其实到高原去也很简单，平原功能态，经过一个过渡态，即按照人的规律给他营造一个过渡态条件，然后到了高原功能态。

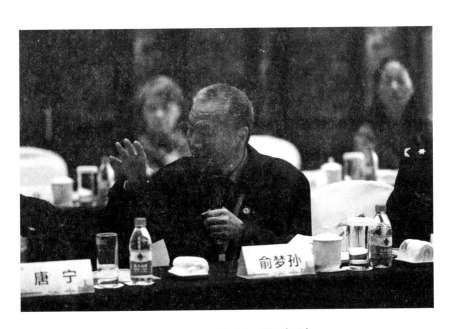

第二届未来医学论坛现场（四）

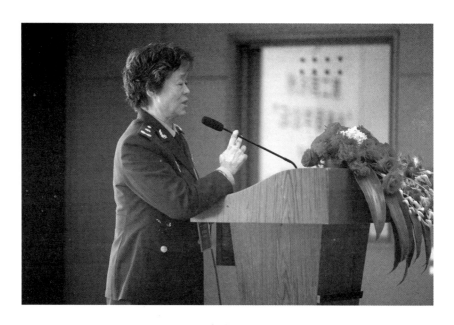

杨雪琴

第十一讲　实施健康医学模式

演讲者：杨雪琴（空军总医院主任医师，空军级专家；曾任第七、八届全军皮肤病学专业委员会主任委员；第三、第四军医大学博士生导师，现任银屑病防治研究教育基金委员会主任委员）

1. 未来医学的第一宗旨是为人类健康服务

昨天我在浙江乐清一个小小的民营皮肤病防治研究所，召开了一个全国性的"世界银屑病日"医患座谈会。银屑病防治研究教育基金会的 10 余名老医生和当地银屑病患者面对面交流。我觉得大医院要转型，如果大医院的医生不能真正从病人的利益考虑，以后会比不过民营医院的服务态度。

我过去对民营医院有看法，认为他们以盈利为主要目的，现在我慢慢地转变了观念。多数民营医院还真是为病人服务，医生必须为病人服务才是真医生。我的导师王光超教授是北京医科大学第一医院的皮肤科主任，是王光美的哥哥，淡泊名利，工作严谨。我的父亲也是一个好医生，给穷人看病不收钱。大医院的医生如果都是好医生，大医院能搞得更好，就不会有那么多医患纠纷；民营医院如果为病人服务得好，民营医院就可以兴旺发达。所以我觉得，如果人心是善心，事情就可以做好。有钱的做好事，钱就用到刀口上了。我觉得未来医学是为人类健康服务，不是为了赚钱。

2. 健康医学模式从系统论角度对待疾病

半个多世纪以来，咱们实施的是单纯的"生物医学模式"，即以疾病的诊断和治疗为主的医学，现在叫主流医学。这么多年来，暴露出很多问题，医疗费用居高不下，慢性病疗效不好，发病率变高。我前几天看了一位银屑病患者，他到某医院住院7天花了11万。我说你真舍得花钱，他讲："没法子，想治好，花钱就花吧。"出院停药两礼拜，病情大反复，来空军总医院找我诊疗。我告诉他要正确认识银屑病诱发因素，不能单纯采取药物对抗治疗。

我在10年前学习了"生物、心理、社会"的现代医学模式，实施以后也不能解决根本问题，因为它还是只看到病，应该是用整体观对人的健康和疾病重新认识。对健康和疾病要有新的、有效的医学思想，就是"健康医学模式"，其原理基础是重视人天然而强大的维持健康、驱除疾病的能力，从系统论角度对待疾病，包括癌症、非传染性的慢性病，这些病都是整体失调失稳状态。整体如果失稳了，发生哪种疾病，就看人是用什么方式生活，什么性格，含有什么遗传基因，因人而异。

生病是多因素影响的，绝不是单纯基因起主导作用。就像子弹在枪里，子弹相当于基因，不打出去伤不着人；种子也相当于基因，不浇水长不出来。病情严重程度决定于疾病本身的种类，当时的整体状态也受多因素影响。病情是向好的方面还是坏的方面发展，也决定于正负两方面力量对比。所以"健康医学模式"符合中医说的"正气存内，邪不可干"。治疗疾病采取"扶正驱邪"，这句话我们常说，但理解和执行得不够。我们要以健康为中心，即使生病也要把重点放到对病的认识，对自己身体状态的认识，增加正气，促进气血通畅，恢复自修复能力，重回协调、适应的状态。

银屑病患者的性格大多好胜争强，抓紧时间，加班加点也要干完今天的事。一旦得了银屑病，焦虑抑郁。有的得病前也有一些引发关系紧张的事或家庭不幸，这方面的故事很多。

我利用俞梦孙院士研制的无干扰床垫，带着研究生研究银屑病患者的睡眠结构情况，结果发现大多数是浅睡多，深睡很少。采用心律变异性来测他们，不管白天和晚上，自主神经的调节功能都是低下的，他们处于整体不稳定的状态。

3. 在临床中认识到"健康医学模式"的意义

我为什么会坚定用俞梦孙院士提倡的"健康医学模式"防治银屑病呢？是从"教训当中取得的经验"。大家看这份病例：20世纪 80 年代我刚从北医到空军总院工作，一位患者从东北来北京治疗皮肤鳞癌。但我一看他的身上全是银屑病皮损，问他治疗银屑病用何药物，他讲他在东北长期服"灭癣丸"。这是中药丸，每颗药丸含砒霜一毫克。他一吃就好，停了就犯，再吃再好，连吃了六七年含砒霜的药丸，最后因砒霜慢性中毒，引起皮肤鳞状细胞癌再转移，死于治疗他的中药"灭癣丸"。他的血液含很高的砒霜，而尿液中排不出去，我们想尽办法也排不出他体内积存的砒霜，最后救不过来了。这份病案给我的印象太深了，我们作为医生，绝对不能采用"急功近利"的药物治疗银屑病。

再看一个病例：20世纪 90 年代我病房里一位 15 岁的中学生，

激素一用就好，好了以后停用会变更坏，红皮病，治好后我让他把床单上掉下的皮屑带回家作教训。再看还有一位病人，是我作为主任医师查病房时的一位外地银屑病患者，一看他就是使用激素造成的满月脸，不光满月脸和红皮病，还有空洞性肺结核（有传染性）。他是服用激素后免疫力下降而染上的肺结核，我指令住院医师当天将病人从空军总医院转到北京通县肺结核病医院。像这些教训都是我们医生过度用药造成的恶性后果，我们不能再让这种现象蔓延下去，作为医生应该治病救人。

一个好医生既要把病治好，还要把人管好，帮助病人正确对待自己的疾病，找出诱发和加重的因素，慢慢纠正，通过自身的努力，挖掘自身潜能，治愈疾病，摆脱药物毒副作用。银屑病也好，心身性皮肤病也好，我都有一个共同认识：人的性格会决定一些疾病。

中等以上的焦虑抑郁，常焦虑，常熬夜，睡眠不足都让人身心失调，整体失稳。还有一些特殊的生活事件，如投资失败，心里郁闷；开车不小心翻沟里去了，受了惊吓；养个狗去看病，车翻了狗死了，又痛苦和伤心，都会造成状态失调、失稳。因此，若不调整心情，单纯用药来对抗治疗，绝不会得到好效果。

4. 加强对病的认知教育

那么怎么调理？俞梦孙院士讲"认知"，这很重要。挂我的特需号，一个号的挂号费 300 元，多数是银屑病患者从全国各地慕名而来。我不能让病人只是开点药就走，我必须让他充分认识到他的病发生的诱发因素。我采取 10 道题的问卷式认知教育，5 道是社会上对银屑病的误解：怕传染，我说不会传染，我天天看你们的病，我都没有传染上；宋美龄患过银屑病，她自己管理好自己，活到 103 岁，不乱用药不会影响内脏；怕遗传，这不是绝对的，只要注意心态和生活方式，就可以预防，况且银屑病是可以自愈的。因此，认知教育的第一步是要患者放下包袱，正确对待；提醒患者不要依赖药物，不要相信广告，不要滥用药物，而要调理自己的心态和生活方式。我强调：健康的主人是自己。

饮食方面也不需要什么都不吃，喜欢喝酒的人可以少喝点，在海边的人可以少吃些海鲜，有自我控制能力，就不要紧。放下包袱不要有压力，更不要相信药物根治，也不要相信中药是绝对安全的，不要上当受骗。另外，这不是不治之症，跟感冒一样，好了会犯，可以预防。即使不用药，夏天轻冬天重，心情好了能缓解。最后，要加强心理治疗，改变不好的生活方式，可以预防。

对患者讲完这些，他回家就忘掉一半，或者全忘了。我专门为患者写了3本科普书——《银屑病患者必读》《讲给银屑病患者的故事》《预防银屑病复发》，建议他们回去读，做到正确认识、安全治疗、积极预防。书中叙述很多患者治愈的各种类型的真实故事，并可以采取预防措施，争取长期不复发。病人读了以后说："读书把病读好了！"这是为什么？读书明理，改造陈旧思想，转变为新理念，就能调整机体状态。不是说非要用完全对抗的药物，用维生素C和钙片就有心理疗效。药物有心理疗效，药物疗效，要避免毒副作用。这3本书治愈了好多病人，省了好多钱。2015年我主编了《银屑病防治新理念》中英文版，这次带了两本。

再讲一个认知教育的例子，我到新疆开会，中医院的一位主任请我会诊。说有个姑娘挺漂亮，但因患银屑病找不到好对象，屡次失败，请我帮她解开思想。我和这位姑娘聊天，开始她低着头，一点没信心，后来慢慢抬头听我讲话。我说你谈恋爱，你患有银屑病也许正好是考验你男朋友的真心和诚意，你可告诉他"你患有银屑病"，如果他能跟你同甘共苦，你就跟他继续谈下去。他如果说"哎呀，你有病！"那你就跟他吹了，什么话都不要说。她听这句话后心情平和了，抬头看我了，最后对我笑了。我送了她一本《银屑病患者必读》，第二年她用短信告知我她已经结婚生子了，小家庭幸福美满。

在认知教育的基础上，我们还采用行为疗法，就是刚才俞梦孙院士讲的调理的"生物反馈"放松训练。有一位中医院的大夫，在评职称时受了阻碍，心里郁闷，中药治疗一段时间效果不好，找我来进行单纯的生物反馈放松训练，经过 2 个月的放松训练，银屑病基本治愈，当然也有效果不太好的。治疗效果决定于两方面，医生和病人要沟通和共同努力，我们经常开展医生和病人的医患座谈会。

除了生物反馈放松训练外，还有老祖宗传下来的"腹式呼吸"。这是很好的自我调理方法。去年我去西藏执行任务，下部队巡诊、讲课和调研。我先在俞梦孙院士的"高原低氧适应训练室"训练了 4 天，随后到西藏拉萨，没有高原反应，但血氧饱和度只有 86%。我做腹式呼吸，就能立刻达到 88%、90%，它使胸腔和腹腔间的横膈肌上下移动四五厘米，横膈肌上有很多自主神经。腹式呼吸相当于按摩和触动它，能提高自主神经调节功能。我指导研究生用"腹式呼吸"防治银屑病，我们选择了 27 个银屑病病人，经过 2 个月训练，有 5 位患者完全不用药好了，13位基本好了，还有 9 位患者因没有坚持每天腹式呼吸训练，故效果不佳，所以任何一种方法都要双方努力。

5. 用健康医学模式，调理银屑病

要加强对病的认知教育，让患者提高认识，放下包袱，增强信心，然后反思得病的各种诱发因素，随后医生和患者共同总结以前治疗上的问题，现在还存在哪些问题，充分认识到药物对抗治疗的弊病，用事实来说话。有个病人就是刚才俞梦孙院士讲的银屑病患者伴有高血压的，这次他是来看银屑病，胳膊肘上有一点点皮疹，但是这个人肚子大，血压高、血脂高、脂肪肝，还有睡眠呼吸暂停综合征。他本来可以不住院，但我要证明实施健康医学模式到底能否不用对抗性药物。于是采取心理谈话，让他改饮食方式为低脂、低糖、低盐饮食，使用维生素 C、复合维生素 B，还有外用药，然后让他运动，跪着走路，餐后散步。治疗前用俞梦孙院士的无干扰睡眠床垫测定的结果：氧饱和度很低，呼吸暂停指数是每小时 60 多次，血氧饱和度夜里最低达到 75%，深睡情况很少；经过半个月调理，明显好转，深睡明显增加，血氧饱和度上升到 94%，根本没有吃降压药，血压基本正常，住院两周就出院了。

一个在外地过度治疗引起红皮病和脓疱型银屑病的患者，坐着轮椅来门诊，我收进病房调理。当晚高烧 40 度，我用冰块冷敷他脑袋，肌注中药柴胡针剂，体温不退。我与患者商量用激素退烧，但病人不愿意，他说他在外院就是激素搞坏的，我还给他用激素。我说我就是想与你讨论，他说："我年轻，我扛得住，不怕。"我请中医科的魏博士开了几副中药，同时鼓励他放松心情，多喝开水。在多方因素作用下，第三天体温降下来了，但皮肤恢复得不是那么快。他入院的第三天，两脚肿得像发面馒头，全身皮肤潮红。每天脱下很多皮屑，脚上的皮脱下来像一双"皮拖鞋"，我让他留着照片，永远记住不要去乱治。他住院期间脱了 3 次皮屑，半个月体温就完全正常了，皮屑很少，皮色不红了，转为寻常型银屑病，出院。

大人好说，小孩怎么办？这是一份小儿银屑病患者的病案，患儿才 8 个月，诊断为脓疱型银屑病。孩子这么小，不可能住干部病房，住小儿科病房，小儿科医生没有治疗皮肤病的经验。我就让他住到我们医院旁边的旅馆，我和研究生天天去宾馆查房，调理一个礼拜。

首先与父母沟通，增强他们的信心，减压，减轻心理负担。因小孩吃母乳，要求母亲吃清淡点，多吃白菜汤，不要让别人来看她，给孩子服用抗组织胺药，让孩子多睡。如果体温高了，就用物理降温，中药湿敷皮疹，我和博士研究生每天去查房。小孩两条腿皮肤烂糟糟的，身上也是脓疱，但小孩恢复很快，一天一个样，因为住旅馆要花钱，也不方便，家长要求回家了，我说可以。

后来我电话随访，很有意思，现在4岁多了，2岁时她妈妈来，父母一吵架她就犯病，因为父母吵架她很不高兴。长大一些会说话了，就嚷着："爸爸妈妈别吵了！"所以，和谐的环境、温馨的家庭对大人和孩子健康同样重要。

6. 增强患者信心，减少医源性伤害

最后，我们主要的干预手段就是帮患者树立信心。有些大夫诊断后不给患者减压，反而将病情扩大化。例如一位医生对一位年轻女患者讲："你这是银屑病，到哪儿也根治不了，即使到美国也治不好。"病人听了就哭了。还有大夫对高三的学生讲："你不把银屑病治好，考清华大学分数再高也不要。"这些话都是给病人增加心理压力，是医源性伤害。

我对病人讲："你的病不是治不好，而是别乱治，别滥用药；甚至不用药物治疗，心情放松，睡眠有保障，银屑病皮屑自然好

转。宋美龄有银屑病，活 100 多岁，她绝对不过度治疗。有些著名演员也有患银屑病，他们都生活和工作得很好。只要管理好自己就会好的。咱们人体有很强大的自修复能力，千万不要用对抗的方法治。"

所以说，实施"健康医学模式"是防治各种疾病的根本途径。我们经常与银屑病患者及家属沟通、交流，增强他们治愈的信心，可以大大提高疗效。

（原演讲题目为《用"健康医学模式"调理银屑病）

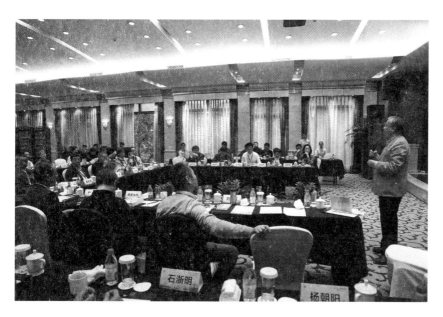

第二届未来医学论坛现场（五）

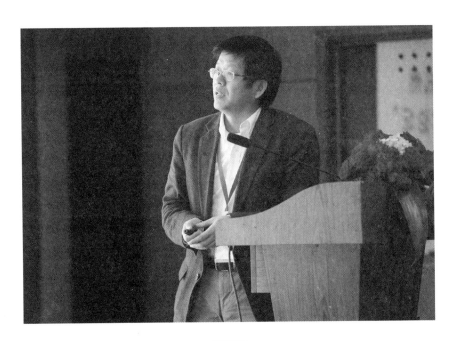

冯新华

第十二讲　透过微观研究看癌症治疗

演讲者：冯新华（浙江大学教授、生命科学研究院院长、"千人计划"国家特聘专家。现任美国细胞学学会国际事务委员会委员、中国细胞生物学学会理事与信号转导分会会长、中国蛋白质专业委员会理事、中国生命科学学会联合体学术咨询顾问委员会委员）

1. 从物理学和化学角度分析疾病的发生

我讲的属于微观科学的观点。我从大学一直到现在都在做研究，非常注重揭示微观世界里的生命现象。先介绍一下我们这个机构——浙江大学生命科学研究院。我在 2009 年 10 月份来到美丽的杭州，目的是建立一个世界一流的生命科学研究院。浙江大学的生命科学基础研究与国内其他高校相比，比较薄弱。成立这么一个研究院，目的是提升浙江大学在生命科学领域里的学术地位和学术声誉。

学校在学术、人事与财务上给予我们一定的自主权，希望我们短期内在学术上有一些突破。建院 6 年以来，主要从海外招聘一些有名的或年轻有为的青年才俊，一共招了 25 位科学家，主要从事微观生命科学研究。我们目前已有的人才队伍，基本都进入了国家各个层面的人才计划。

我们的研究方向是非常微观的基础研究。我们注重在癌症研究、干细胞发育、免疫和炎症这 3 个主要方面，利用现代生命科学的一些高速发展的技术，包括分子技术和细胞生物学技术，还有系统生物学、基因组学、蛋白组学、代谢组学和结构生物学的手段，主要是 X 射线衍射和现代电镜影像分析，来观察细胞里面的一些生命活动。我们研究的细胞类型，包括干细胞和肿瘤细胞，许多细胞都跟疾病相关，同时会对正常细胞或疾病细胞进行比较。下面稍微简单介绍一下我自己的一些工作。

人是由成万亿的细胞组成的，而每一个个体是从受精卵来的，也就是从一个细胞来的。在从一个细胞变成这么多细胞的过程中，发生了很多所谓的信号传递的变化。信号其实是一个复杂网络，这个网络里有很多蛋白、基因、因子。这些信号本身也能发生一定改变，蛋白质合成以后会有一些修饰，被修饰的蛋白会改变它的特征，甚至改变它的作用方向。

因为个体由细胞构成，细胞功能自然影响到器官功能，也影响到整体功能。细胞也涉及生老病死，还有细胞分化，也就是从一个细胞变成不同功能的细胞的过程，这是我们主要聚焦的研究方向。如果细胞生老病死和分化的任何一个环节出现异变，就会导致疾病产生，包括前面提到的各类疾病，不管是银屑病、癌症，还是心血管病，都会涉及分子与细胞层面的一个不好的变化，所以我们这是从物理学的角度和化学角度来分析疾病发生这个问题。

为什么有越来越多的癌症患者？总结起来主要是 3 方面原因，一个是因为我们长寿了，这是老年化的问题，如果我们只活到 40 岁，就不存在 40 岁以后的事了。若我们活到 60 岁、70 岁、80 岁，自然观测到很多疾病。另一个原因是现在技术高度发展，包括基因检测、蛋白质检测，各种检测技术手段的提高，更容易发现这个人是否得了癌症。环境恶化也是原因。比如，雾霾、水环境污染、空气环境污染等，还有食品污染，也是造成癌症高致死率和发病率的原因之一。

2. 分析癌细胞，设计治疗策略

我现在从分子角度简单地来讲癌症发生的过程。所谓癌症发生主要是细胞里的基因组发生了一定变异，它随着年龄增加而增加，而且造成细胞恶化，即癌变。癌细胞不断分裂，原来是一个细胞可以变成无穷个癌细胞，这大概就是一个肿瘤产生的简单原因。从基因角度说有多种原因，比如基因的扩增，也就是一个DNA进行多个拷贝，基因突变造成DNA不稳定，基因缺失，也就是掉了一段DNA或一条染色体。再简单一点讲，基因突变表现在两个方面：一方面，癌细胞里致癌基因变多或更活跃了；另一方面，癌细胞里抑癌基因变少或失活了。因此，致癌基因获得功能，而抑癌基因失去功能。

从一个简单的展示看，这是一个平衡，也就是致癌或抑癌间的平衡。通俗地讲，就像汽车油门或刹车间的平衡。一旦这个致癌基因过分有活性，或者抑癌基因失去了活性，都会失去这个平衡，细胞就会恶化增长。再从分子水平来展示一下，这是个看来简单其实非常复杂的网络，如果把它放大，应该是百万倍、亿万倍的复杂性。我们可以看看油门的部分，细胞增殖让一个细胞变成两个细胞，两个变四、四变八那个过程。细胞也衍生了一个不让它过分生长的机制，达到一种稳态平衡。同时，我们的细胞也有死亡，有一些细胞因子能调控它的死亡，癌细胞能逃逸死亡。癌细胞之所以产生还有另一个变化，就是癌细胞会移动。如果皮肤癌在这儿不动，手术把它一刀切了，也就不会造成死亡了。

通过分析整个癌细胞的特征，可以设计癌症治疗的策略。癌细胞能够不断分裂，不凋亡，能够永生化，具有较高的能量代谢，失去免疫的控制，具有基因组的不稳定性，获得血管生成能力可以不断地供应营养，还有转移能力。大药物公司就是从这些方面出发来寻找相关药物。这里面我们知道几个有名药物，一个是最近很火的，免疫系统的增强剂，相当于把免疫能力提高来杀死这个癌细胞；还有另一个有名的是癌细胞生长抑制剂，比如我国贝达药业研发用于 EGFR 基因突变的晚期肺癌患者的埃克替尼；在国外还有很多这样的抑制剂，如 ALK 基因突变的抑制剂，都是靶向药物，也是针对细胞分裂来进行的。

3. 增强免疫力，驱除癌细胞

在免疫治疗这个领域里，有大量文献或新闻报道。其实也是一个跷跷板平衡。但免疫力低下是癌细胞增殖的原因之一。如果我们想办法来增强免疫力，能把癌细胞驱除，可能是一个长远的、能真正治疗癌症的主要手段。肿瘤免疫治疗被美国的《科学》杂志评为 2013 年十大科学突破之一。

　　这里简单作个比较，传统、靶向和免疫治疗似乎都有缺陷。传统化学疗法最后的生存率非常低，很多的癌症病人不一定适合传统疗法，它的细胞毒性很大。尤其是年龄大的，生存率低至10%。如果是靶向治疗，早期非常好。这个靶向疗法，即激酶抑制剂，效果非常好。但靶向疗法有一个很大缺陷，就是抗药性，最终结果是到 3 年的时候也只有 10% 疗效。它可以适当延续病人生命，同时也能让生活质量有一定提高。现在开始流行的是免疫治疗，可能改变癌症的临床治疗现状。但癌细胞本身对这个免疫疗效有没有反应，依赖于癌细胞是否表达 PD-L1 蛋白，如果不表达，PD1 抗体肯定不会起作用。PD1 抗体的效果，生存率可达 20%～30%。对于 PD-L1 阳性的人来说，效果应该更好。现在很多药物公司试图把免疫 PD1 抗体和靶向治疗及其他疗法联合起来，就会有更好的治疗效果。现在很多医药公司开展这方面的工作。

4. TGF-beta 促进癌细胞移动，也抑制免疫功能

　　下面介绍我自己的一些基础研究工作。我在整个细胞大海里聚焦 TGF-beta 信号通路。在这个信号通路里，一个生长因子结

合在细胞表面的受体，所谓受体是信号的起始。这个信号能传递到下面的分子，我们叫 Smad 蛋白，是一个信号传导因子，也是一个转录因子。这个因子再进入细胞核，能起调控细胞里基因表达的作用，相当于执行 TGF-beta 信号的功能。基因表达能直接抑制细胞生长，也就是抑制肿瘤发生，当然还包括它在器官发育、细胞分化、胚胎发生过程中的一些作用，我就不一一阐述了。在这个过程中如果发生一些变化，比如在正常情况下，这个过程会终止，就是由磷酸酶完成，它可以把信号终止。总之，TGF-beta 能刺激细胞产生一些特异的蛋白质，导致我们肉眼看得见或显微镜下能看的一些现象，这是 TGF-beta 信号转导通路。在概念上说，所有生长因子或炎症因子，都是利用类似这样的信号转导通路。

TGF-beta 跟人类疾病是密切相关的。在很多癌症里，TGF-beta 通路中相关基因多有突变，它在炎症里有很多作用，在所有的器官纤维化疾病里都有 TGF-beta 的参与，在动脉瘤这一类心血管疾病方面也有 TGF-beta 这个信号通路中基因的突变。我们实验室对 TGF-beta 的研究主要集中在癌症。我们越来越发觉 TGF-beta 具有两面性。在癌症早期，它主要抑制细胞增殖，也就是说它抑制细胞由一个变两个，两个变四个，四个变八个。同时越来越多的研究显示，在癌症后期，TGF-beta 却是促进肿瘤转移甚至肿瘤进化的关键生长因子，所以它的作用主要在各方面促进细胞转移，癌症前期细胞本来是排列在一起不能移动的，但 TGF-beta 促进癌细胞的移动，能抑制免疫功能，造成骨溶解现象，同时也能促进血管生成。还有一个很重要的作用，TGF-beta 能改变微环境，促进肿瘤细胞生存，所以它在癌症后期是促进肿瘤发生与转移的一个因素。

5. ALK 抑制剂对 TGF-beta 功能的影响

我下面要讲刚才提到的靶向治疗的一个因子，叫 ALK，为什么要提这个？因为 ALK 现在是靶向治疗肺癌的一个主要药物靶点。在很多癌中间，包括肺癌、淋巴瘤，基因组突变了，也有基因融合的发生。在这个过程中，一系列研究表明，ALK 能够抑制 TGF-beta 通路。

我觉得不需要堆积成山的生物化学和细胞生物学数据来说明这个现象，简单地用一个小鼠模型来看：在小鼠中模拟肿瘤发生过程，最上面是一个肿瘤细胞在小鼠中产生的肿瘤，体积比较大肿瘤。中间是 Smad4 的存在，Smad4 是 TGF-beta 信号通路中的一个关键蛋白，能明显抑制肿瘤的发生。但如果在 ALK 存在的情况下，你就看到下面又长出肿瘤来，那是因为 ALK 对 Smad4 有一定抑制作用。这个抑制的精准机制我们也知道了，是通过抑制 Smad4 的转录功能，相当于将 TGF-beta 刹车装置拿走。如果这样，我们能不能看看 ALK 抑制剂对 TGF-beta 功能的影响？这是一个简单实验，在这个细胞生长过程中观察 TGF-beta 的功能。在这个肿瘤细胞里，TGF-beta 功能丧失了。如果加上 ALK 靶向药，我们可以恢复 TGF-beta 功能，也就是 ALK 靶向药恢复了这个癌细胞对 TGF-beta 的敏感响应，这样的话，它就不会疯长。我们在人类肿瘤组织里面也进行过检测，发现 ALK 阳性的肿瘤会造成 Smad4 的修饰，说明它们有一定的相关性。这个相关性告诉我们，Smad4 的修饰可以作为一个新的肿瘤标记物。

这里简单总结一下我们这部分工作，在正常细胞里，刹车和油门有一个适当平衡，就是稳态平衡。在肿瘤的发生过程中，油门被加大了。油门促进细胞增殖或细胞存活，这个刹车也失灵了，所以这样加倍促进了肿瘤细胞的不断增殖。肿瘤研究工作还处在盲人摸象的过程里，只是说在分子机制上找到了一小部分，可能要结合不同的人，摸到大象的不同部位，宏观也好微观也好，把大家摸到的大象部分拼接起来，也许就知道摸到一头大象了，我们才能有一个优化的治疗方案。

同时我们也在做一些中枢神经系统药物的研发，它是针对尼古丁受体。中枢神经系统药物的现状和重要性在这里不赘述。中枢神经系统药物在世界药物市场总量占 10% 以上，它是抗抑郁症、焦虑、精神性疾病的一些药物的来源。目前它是增长最快的领域，所以我们主要开发一些戒烟戒瘾方面的药物，或者老年痴呆方面的药物。我们工作的主要合作者来自乔治城大学校迎宪教授，在这个方面他已做了 16 年工作。我们的脱敏剂，现在已开始准备做临床试验。

最后需要声明的是，前面提到了一些癌症方面的简单数据，主要是来自于浙江大学实验室的一些成员，还涉及其他一些合作，包括贝勒医学院、乔治城大学、浙江大学、清华大学以及国家基金委等的支持。

（原演讲题目为《从基础研究说起：癌症研究与癌症靶向治疗》）

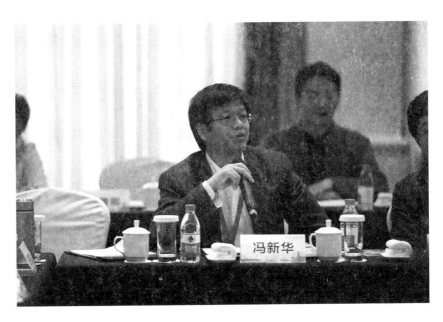

第二届未来医学论坛现场（六）

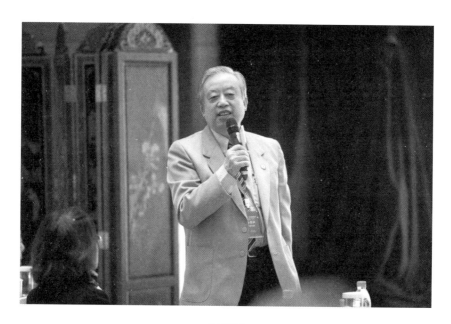

杨炳忻

第十三讲 "天人合一"与人体健康

演讲者：杨炳忻（中国科学院大学教授，毕业于北京大学核物理专业。香山科学会议组委会常务副主任。中国杭州"未来医学论坛"理事长）

今天，大家寻找健康之路，探索长寿的奥秘。但放眼世界，我们发现东西方对获得健康的认识、获取健康的手段与方法大不一样。世界观、认识论决定了方法论，也决定了最后的结果。在近代中国出现的中西医长达一个多世纪的争论，其根源就是认识论和方法论的不同。原本属于两类不同知识体系的西医学与中医学，非要用西医一把尺子来量度，来做结论，最后不出谬误才怪。但现实就是如此，100多年过去了，今天争论还在延续，强势仍然强势，真理依然被蒙罩着。

1. 从一个小故事谈起

去年（2015年）5月底，香山科学会议在北京召开了主题为"从当下中医到当代中医：学术理论、学科体系和发展模式"的第 531 次学术讨论会，张伯礼、陈可冀、王辰等任会议主席，中科院外籍院士、美国国家癌症中心杰出贡献奖获得者、现任中药全球化联盟主席顾问的耶鲁大学郑永齐教授等专家学者 40 余人参加会议。即席讨论时，郑永齐教授谈到北京中医药大学有多名毕业生在他实验室参加研究工作，他认为北京中医药大学培养的学生相比他们培养的学生水平不高。北京中医药大学校长徐安龙教授立即进行了不同看法的表述。这一论题是高端的，争论是尖锐的，其实质是中医整体论思维培养的人才去从事还原分析方法化学药物的实验研究，涉及中西医不同认知体系和不同评价体系与评价标准等问题。一边是美国化学制药大牌专家，一边是北京中医药大学的校长，结果会如何？会场 40 余位多学科的与会专家，竟没人继续参与这一讨论发表意见。我便说："郑先生，您是化学家出身，我是长期从事核与粒子实验物理研究的，我们都是从事科学实验研究工作，是大同行。我们在实验室进行的科学研究工作都是在尽可能排除外界各种干扰因素，在理想化的条件下进行的。而我们生活在地球表面的人，时时刻刻都在受到外界环境各种各样的干扰和作用，比如看不见的地磁场、宇宙线的作用、一年四季的气候变化、一天的白天黑夜的变化等等。我们今天研究生命人体问题，是在真实的客观条件下，即中医的天人合一条件下来进行研究比较合理呢，还是在实验室理想条件下得到的结果可信？"郑永齐教授看着我，神情严肃，没有说话，但他的眼睛转了几下，慢慢向我点了几下头。我钦佩郑永齐教授，钦佩这位出生于台湾的华裔国际权威年长学者尊重真理的科学精神。

2. 正确认识生命体，方能保障健康

是呀，我们人类生活在地球上，时刻都受到来自各方各面的各种各样的作用，有的能直接感觉得到，太多的却感觉不到。你看，太阳光的照射和由此产生的白天与黑夜、月亮引起的海水潮涨潮落、刮风下雨和四季气温冷热的变化等等，这些人们都能即刻感觉到；但是比如地球的引力作用、不同地域的地磁场的作用和太空来的宇宙射线作用等等，人们却感觉不到，除非你用专门仪器进行测量。但这些作用却存在着，而且对人体时刻都产生着一定影响。还有一些规律性的环境慢变化，比如昼夜时辰的变化、一年四季的季节变换等都对人体健康有重要影响，只是没引起今天的人们足够的注意，或人们视而不见而已。

为什么会如此？因为今天现代科学知识几乎全方位统治着生活的各大领域，人们从孩童时候起就学习现代科学知识，形成了

现代科学的思维方式，建立了以现代科学知识为标准的是非判别观。

多少万年以来，我们人类本来就一直生活在充满各种干扰作用的客观环境中，但今天的健康研究，生物医学的主流研究却没有全面考虑这些外界干扰因素。在实验室里尽可能排除各种外界干扰因素的理想条件下，进行各类的生物医学实验研究所获得的实验结果，不言而喻，至少是片面的。但是人们却拿这样的研究结果当真理，拿它作标准、定是非、下结论。所以，应该说，今天人们沿袭了现代科学对非生命事物的研究方法，进行生物医学方面的实验室研究工作，是走偏了，因为它没有考虑真实的人体所处的实际客观环境状况。

我们人类生活在地球表面，上有天，下有地，天上对我们影响最大的就是太阳了，然后是月亮和金木水火土等各大行星。太阳与地球的相对运动决定了地上一年春夏秋冬四季的变化，决定了十二个月内二十四个节气的变化，决定了每天白天黑夜十二个时辰的变化……你能离得开太阳对你的作用？离不开，你想逃避都逃避不了的啊。早在远古时期，中华祖先就观天察地，用立竿测影的方法，发现了太阳、月亮及群星与地球之间周而复始的永恒相对运动规律，认识了天、地、人之间的相互影响、相互作用的客观事实，确立了"天人合一"的整体观，获得了"天人相应"的认知。祖先将它用于指导农业生产，中华大地上产生了古代农耕社会的辉煌历史；将它用于指导人体的生存健康，即诞生了不朽的中医理论的经典之作——《黄帝内经》。今天，大多数的中华儿女都还知道，人生在世，若不考虑天地的作用，不顺应天地这些变化规律，不是冻死、饿死，便是病死；种地若不顾天时地利，将颗粒无收；领兵打仗不考虑天时地利，则一定会损兵折将，最后兵败国亡。历史的经验与教训数不胜数，这些已成了我们生活中的常识。这些常识，看似平常，其实对我们人体健康极为重要。

因此研究人体健康问题，必须得有"天人合一"的整体观和"天人相应"的认识论，你不把人放在天地构成的整体大环境（还有社会大环境）中来考察，怎么能够全面看清问题的本质呢？如果你不知道"天人相应"的道理，又怎么能够维持自身健康？

3. 整体论的正确性与还原论的片面性

今天随着人们对健康问题的日益重视，社会上流行着一句口号：我的健康我做主，健康不靠医生，靠自己！此话可信还是不可信，到底应该怎么理解？

其实我们大家都有体会，孩子出生后，就有父母亲呵护，照顾着吃喝拉撒睡，从两三岁到上学，也一直由家长照料着吃喝拉撒睡。一旦孩子有不当的个性喜好苗头出现时，父母就会进行及时教育与纠偏。孩子上学后，由家庭和老师共同教育照料。直到上大学，成年了，大量的生活经验与知识的积累，能够让你自己管控自己了，这时的吃喝拉撒睡基本由自己的感觉行事。你若注重个人修养，恬淡平静，生活有序，饮食普通，劳逸适度，则健康状况好，工作效率高。你若保持这样的生活习惯于一生，则你不仅健康，还能长寿，古今中外普遍是这样。但你若反向逆行，面临的则将是相反结果。今天我国富裕了，很多人由于外部物质条件的丰富和个人道德修养的缺失而物欲不止，贪念日升，胡吃海喝成习，吃喝拉撒睡基线突破，致使大量肥胖、三高、心脑血管不健康的人群产生，我国因此出现了井喷一样的慢性病高发期。当今很多人的生活都搞偏了！

从整体论来看，人体生命是一个复杂的整体功能状态系统，或称为开放的复杂巨系统。这个系统与一切复杂系统一样具有自稳态功能特性。它具有极为强大的自组织能力，即具有强大的自适应、自抗逆和自修复的能力。人只要留意一下自己身上平时发生的种种变化，就能对此有体会。这种能力也是平时西医说的身体抵抗力，中医说的正气。怎样提高人体的这种能力？这就要顺应自然，从小就应养成良好生活习惯，那一定就会健康。如果注意不够，一旦在某方面超出了生活底线，则慢慢会出现不健康的苗头，假如马上纠正，则又能够回来；假如坏习惯不改，一直下去，久而久之，那由小变大，就会得病了；假如还不悔改，那就大病将至，要康复也就难了。

所以，保障健康的核心是想方设法去促进自身的自组织功能的上升或保持正气内存，而不是去破坏它。因此，健康的权柄确实是掌握在每人自己手里的，问题是你想不想要。

4.确立正道与中西医争论之实质

一个多世纪的中西医之争一直困扰着中华民族，一直制约着中医药的复兴与发展。

美国奥巴马总统 3 年前在美国中西部一所大学演讲中说（据香港凤凰卫视中文台报道）："我们美国要进一步加强现代科学技术的研究，确保美国在全球的引领地位；我们美国还要进一步加强神秘科学的研究……"奥巴马把人类知识分为了现代科学知识和神秘科学知识两部分。显然,他将现代科学知识还认识不了的中医学知识划入了神秘科学知识。不像在我们中国有很多人,只认为现代科学知识是科学的、是正确的、是真理,科学以外的全是伪科学,是垃圾,是谬误。其实,现代科学知识只是我们人类知识的一部分,甚至是一小部分。

我认为:

(1)时、空、物一体的整体考虑和事物相互作用、相互影响认识论,即中医五脏五行相生相克的理论,目前现代科学知识是认识不了的。

(2)重结构、轻功能的人体研究观念在健康研究的源头上出了问题,而把人体孤立地看待,在实验室理想条件下,层层下分地分析研究,方向搞偏了。

5. 发扬中华文化核心优势,促进全民健康

"文化是民族的灵魂",一个没有自己文化的民族是不会强大的,也是没有出路的,我赞成这一观点。

2012 年 12 月在北京香山饭店召开了以"进化、肿瘤和个体化医疗"为主题的第 451 次国际学术讨论会，会议宴会上国际一流（华裔）生物医学专家们共桌高谈。美国科学院院士、中国科学院外籍院士、北京生命科学院王晓东所长对我说："只有在中华文化的认同基础上团结海内外华人，中华方能复兴。"我认同他的观点，我告诉他，此问题我已思考多年了。

人人都在说，中华上下五千年，中华民族有优秀灿烂的文化。但你若要问一下，中华优秀文化的核心是什么？当今恐怕 98% 或更多的国人都不知道了。那么中华文明或中华文化之核心究竟是什么呢？回答只是 4 个字——"阴阳五行"。当下国人知之者多少？ 优秀中华文化的典型代表——中医学的理论基础也是"阴阳五行"4 个字。当今中医界又有多少人认同？阴阳五行，这是中华古代先贤观察宇宙天地而发现的永恒不变的天地运行规律，是万物遵循的大道，是东方大智慧的学问，是中华文化的核心优势。然而，百年多来，由于西学的进入，那么多国人崇尚现代科学过了头，迷失了方向，忘掉了自我，将"阴阳五行"打入冷宫，贬之为"迷信"，斥之为"玄学"。中医时时被人攻击，"迷信"与"玄学"这两顶帽子被硬扣在中医头上已有 100 多年了，中医十分无奈，直不起腰杆。

不错，百年来东西方的竞争日趋激烈，竞争核心主要体现在现代科学技术的较量上以及由此拓展出的产业优势方面，以美国为首的西方一直占着优势。但谁都没有料到，随着 20 世纪末 21 世纪初现代科学技术的突飞猛进，人类健康问题凸显，特别是以癌症、心脑疾病为代表的慢性病困扰全球。在生命健康问题上，在这些人类慢性病问题上，西方医学显得无能为力，而中国古老的中医学，恰优势凸显，前景看好。

这是为什么？因为所有生命体，不管是小花小草，小鱼小虾，还是动物和人类，你要生存在地球上，你就必须顺应天地大道规律，顺应"天人合一"客观环境，否则将走向灭亡，没有他路。或者说，今天用还原论的现代科学方法来处理非生命事物，那是所向披靡，几乎战无不胜；但将它用于生命领域，特别是人类健康领域，尽管新发现、新技术层出不穷，但整体效果不佳。这表明，只有用"天人合一"整体论，才能正确认识整体功能的生命体。

凡偏离天地人一体的认识，得到的结论、规律皆属相对的或带有片面性，最终将一定走入死地。另外，人体恰恰又是一个不可分割的功能整体，若采用拆分机器的分析方法来进行研究，则结论将一定远离真实。因此，还原论分析方法大有用武之处，但是它具有相对性及片面性的特点，特别在生命健康领域，最终将会自己走入困境而不能自拔，其道理就在于此。而"天人合一"的整体论认识的规律却就具有永恒性、常青性，中华先贤称之为"道"，且是大道。因为天（太阳）不变，道亦不变。中华文化优秀、灿烂之道理就在于此，中华医学之伟大深远的意义亦在于此。中医学的价值不仅在于过去，也不仅在于今天，而更在于将来。称医学发展之方向是中医学的现代化，是大智者之认识。中华文化有"阴阳五行"大道，中医有用"阴阳五行"为理论基础的经典，这实乃是中华之大幸，中医之大幸也！

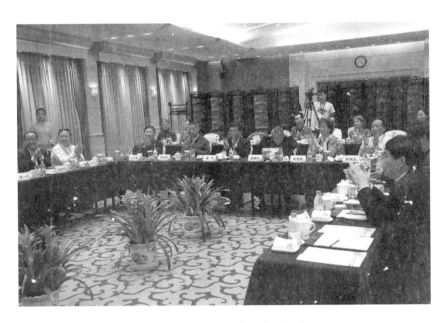

第二届未来医学论坛现场（七）

第二部分

讨 论

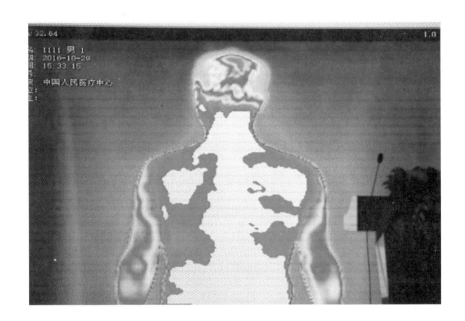

针灸后的 TTM 成像

讨论一　TTM 与针灸的未来

1. TTM 与针灸的接轨

ZLJ：我对刚才杜嚚老师讲的几个方面很赞同。跟现代科学的接轨，我也很认同，中医跟现代物理研究成果有很多可以接轨，可以互相印证、说明。尤其是量子物理里的很多新发现的原理，跟中医的很多原理是可以互相解释的。我觉得用这种解释来对现代人进行宣传或教育，效果更好。如果用过去的语言讲，很多人都不会文言文，就什么也听不懂了。

广东把 TTM 用于飞行员心脑血管保健中心的体检项目。来的人都很敬畏。先让你脱精光，你在里面不敬畏也得敬畏，出来都一脸虔诚。现在给人家的结论都是西医方面的结论。这些结论怎么用？除了有参考作用，"我哪儿不太好"，好像没有别的用处。我觉得还有两个方向：一是测出来的数据用中医怎么诠释，给一个什么结论，这是很重要的一块儿；二是针对他们的问题给予一些治疗、帮助。

2. 阴阳反映到生命，其实就是温度

我们很早以前就发现有些中医在利用远红外技术来测人体的表面温度，来判断它和中医的 9 种体质的差别，但他们测得不精准或者比较原始，TTM 在这方面有了很大发展进步。它们的原理其实都是测温度，人体辐射出来的温度。我觉得讲到医学的本质上去了。中医的各种理论里边，风寒暑湿火，简化后就剩下寒热了。

寒热在讲什么？温度。生命体的温度一定要保持在一个合适程度，才不得病。低了也得病，高了也得病。所以温度是生物健康的关键词。但温度是什么呢？是一个热量概念。我们认为除了温度对人的影响以外，还有电磁、化学方面，因为温度可以转换热，热转换为电，电转换为磁。动也能升热。

再提高一个层次是什么呢？能量。在太阳系里边，影响最大的是温度，因为太阳的温度，所以现在 TTM 切入就在温度，一个健康人各部的温度反映出来应该是什么样的温度。现在主要是在这方

面诠释、认识这个现象。从西医的观点怎么解读？从中医的观点怎么解读？非常重要。从另一个角度讲，为什么讲温度还有另外一个意义呢？

我们之前在"珠江论坛"上讨论一个不该讨论的问题：中医有没有基础理论？我说："假如中医理论里没了"阴阳"和"五行"还叫不叫中医？"参加那个会议的人都是中医最高层的人，居然讨论这种问题，我觉得还是蛮危险的，搞不好就自己埋葬自己了。但我要说的是，"阴阳"是什么？"阴阳"反映到生命上来说，其实讲的是温度。是不是？我现在认为是温度。比如有的说中医是个时间学，时间就季节来说是春夏秋冬，春夏秋冬最主要就是温度变化嘛。人生活在太阳系里，生命适应温度变化，才能生存下来，不适合就生存不下来。湿和燥是对温度的一个补充，湿了会怎样，燥了又会怎样。

3. 针灸充其量是助道之品

TN：我想问左老师两个问题。因为要从丹道修炼来讲，过去是要下很大工夫的，而且门派纷杂。第一个问题，您刚才说的微针调气整个过程和丹道的印证是在书上印证的（比如典籍），还是现有的人的修炼展现出来状态的印证？第二个问题是这个丹道修炼体系是一步步来的，那么用针去调的话，作用是否能巩固？比如我靠针做出来的前半部分和修炼是不是能够一致，还是有什么关系？谢谢。

ZCB：第一个问题是怎么去印证。其实是这样一个过程：我用很细的针去扎针调气的时候，首先发现了很多复杂现象，但我搞不明白，我很恐惧。为了找答案就找到了所谓的丹道修炼，那时我研究的是一些典籍。因为我也不会所谓修炼，也不懂，就用很大工夫把中国丹道修炼的各种流派典籍大量通读了一遍，把里面的规律梳理了一下。梳理完了，我发现我在临床中发现的混乱现象，其实是次第出现的。于是我对针灸进行了一些观察，找到了一些规律，而且能指导我的针灸。但是我也坦率地讲，用有形的针能达到的这个高度，所谓的小周天通了，离实际的丹道修炼是非常非常远的，不是一个层次。但它已经给我们带来巨大的临床改变了，也为未来的针灸提供了非常好的道路。

第二个问题，这个针灸的作用到底能不能巩固。我认为，所有有形手段只会先帮你减轻疾病，扫清障碍，然后快速把精气神聚起来，你后期真正实现大飞跃和脱胎换骨的变化，当然要靠实修，靠自己。如果有人懒，病好了每个月调理一回，他也能有部分的恢复，比如说性格变了，60 岁与 50 岁比，不仅病好了，健康了而且体型容貌年轻了，这个是有的。实修和借助这个东西，我觉得是不一样的。我认为针灸充其量是一个助道之品，只能帮助你，或者在早期有帮助，在后期我做不到。

4. 针灸启动微弱的信息

ZLJ：你提到的丹田暖、双肾如汤煎，是主观感受，还是TTM测出来的温度实际变化？

ZCB：我刚开始用TTM，发现他们的主观感受和实际的温度变化是一致的。当身体出现一些问题，用了很严谨的打坐方法，很长时间没进步就没信心了，这时针法真的会帮助你。比如说你一坐下来脑袋念头很多，通过针灸可以把内在很深的负面情绪释放掉，让你变得平静而喜悦，甚至性格都会改变，你会容易静下来，而且更容易把气脉顺起来。通过外力帮助，很容易气沉丹田。有些人胸闷，打坐了3个月、半年，胸闷还在，他没法气沉丹田蓄积能量，针灸一两次就搞定了，这个时候可能会让病人更容易产生一些早期成果，让他有信心。

ZLJ：这种人工干预会不会有点拔苗助长？

ZCB：我早期也想过这个问题。其实说实话，针灸的调整是一个微弱的信息启动，这么一个信息要把你搞坏，非常难。因为信息要通过身体的转化才能产生变化，而且这个过程中如果你不顺势而为，很难让它水到渠成。比如说一个病人有梅核气，咽喉里有痰卡住，黏黏的，吐不出来咽不下去，这时不管他有什么病，我就关注这个现象能不能消除。为什么？第一个原因，其实任脉是在下降，气沉丹田有阻碍的话，是没法产生能量蓄积的，首先我要解决它。第二个原因，有梅核气的人其实内心有很多纠结和挣扎，80% 是心理疾病的投射。解决以后就很容易气沉丹田，我只不过把之前的通道打通，我觉得这是个趋势，是个自然的过程，所以我没有花太多时间去观察它。但当病人体质好了以后，我不建议他过度放纵自己，比如 70 岁的人性功能恢复了，但我建议他不要纵欲。

ZCR：请被扎针者给我们分享一下扎针过程中的一些切身感受。

被扎针者：因为昨天晚上 12 点钟还在喝酒，所以感受比较麻木。以前左医生也给我扎过针，第一次他扎的时候，我的感受最敏感，背是热的，暖流从脚往头上走。我今天的感受就是印堂这里压下来，有能量进来的感觉。

LLH：以往的针灸流程里面，我们可能太多关注怎么治病，忽略了针灸另外一些很重要的内涵。《黄帝内经》有一篇讲刺法论："刺法有全神养真之旨，亦法有修真之道，非治疾也。故要修养和神也。"刺法论有争议，因为它是素问遗篇，但我觉得是很珍贵的。我希望左老师能趁这个势头研究下去。这不是开辟什么，而是研究怎样回归到真道中来，回归到刺法的正脉里来。

5. 针灸使能量向均衡方向发展

ZRJ：中医有一个最简单的方法，就是看人体的阴阳平衡，就是说能量要均匀、对称。这个左边能量明显比右边高。往前推进，发现整个中焦上中下大部分积蓄在中焦，继续往上看，两个腋窝，一个能量很高，一个很低。其实这就是阴阳互比，因为真正的人体能量首先是基本均衡，不是绝对的。我们通过这个规律，可以知道人体左边的气机主要体现的是肝，右边从脉向上看左后心肝肾，右后肺脾命门，但从能量的角度来看，其实它在一侧，这个图要是全面的话，应该有几个角度让我们去观察，侧过来再看，但这个图只能在这一侧。我继续往前推进，肝开窍于目，观察一下肝的能量是不是过高，这是我们基本的思考过程。

我们再继续推进，左边的劳宫穴先亮起来了，右边的还没有，左右均衡度是非常明显的。但从这一个面是不可以判断的，这张图只是前面的演示，我们要全面分析上下对比看、左右对比看、

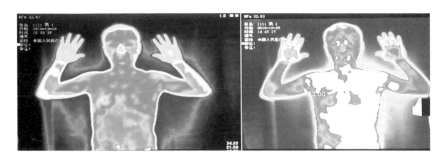

附图 1　正面图像，左边是扎针后，右边是扎针前

前后对比看，通过多角度对比去观察它的整体状态。但我需要前后对比的观察。我发现问题了，不去解读它，就看它扎完针发生什么变化。现在我们的观察是在同等条件下进行，扎之前扎之后它中脘的能量原先淤在这块儿，减弱了，跑到这块儿来了，能量分布发生了变化。从另一个角度看，扎了这两针之后，中气补上了，原先能量偏重于左侧，这个偏中了。能量真的向中聚积，变化还是非常明显的。继续向上推进，原先左侧这里的能量开始向中间聚集成一片。单从能量均衡的角度观察，前后发生了明显变化。

继续向上看，两个手均衡度怎么样？继续推进，在扎针之后，双手的能量是降低的，但通过这种对比度，左手仍然先出来，那么我判断其实到手的时候，左右对比变化不大。不能说这个已经亮了，那个不亮了，要的是对比度。就算不扎针，我拿双鞋抽他一下，能量也会变，但我们考虑的是能量对比度有没有向均衡方

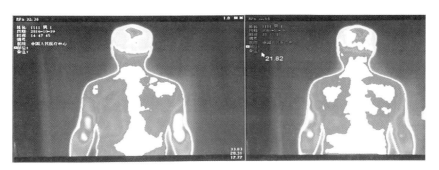

附图2 背面图像，左边是扎针前，右边是扎针后

向发展。那么，他的胸部和腹部能量是在向均衡发展，双手劳宫没有显著变化。

头部能量跟这里做个简单对比，整体能量是上升的，但有时要考虑它整个的变化，对比它的前进速度。继续往前推进，发现这个地方能量是偏低的，两边是暗的，能量、区域也是暗的。我们在使用这个的时候，可能仅仅是观察前后变化，会掉入一个误区，其实会跟临床有不符。

我继续调右边这个，这两个点有显著变化吗？没有。也就是说，这两个头部，左侧是淤堵的，左侧是低能量点，右侧点也是低能量点，所以从这个角度讲，前后两个低能量点没发生变化。能量提升了，但是能量流动的过程没变化。河里有淤堵，我多加了一点水过去，淤堵还有没有？河流的水多了没有？我们看到多了，这是千真万确的，但淤堵还有。

我们在同等距离观察，发现有一个相同环节，明显的前后能量，从量的角度上看提升了没有？一片，但没有一点。他在那躺了1小时，这是分析图像要考虑的。他会充血，这个不可能不去观察和排除影响。但从整体上看，的确发生了变化。但我要看相对值的变化。

脊柱仍然是右边能量比左边多。拿凉水擦一下，左右能量的对比度仍然存在。这东西是客观的，它不会因为某些外界影响，就发生对比度变化。

扎针之前颈椎里能量在流动（可理解成督脉阳气流动）。下面好像有一道墙，这个屏障非常明显，其实它体现的是能量的相对值，不是整体能量的平衡。有一种能量升上来了，但这个屏障、阻力还在。河道里的水增加了，河道里的瘀泥仍然存在。我就按照我的经验简单说一下，如果全面分析需要很多张图。

我按照这一年多的观察，在临床找到一个规律性，这个总结也可能是错的，可能跟左常波老师产生分歧。能量的变化有量变到质变的过程，我觉得需要时间。

6. 针灸调节人体能量

ZCB：如果这种解读是存在的，有意义的，它可能对临床医生真的有帮助。比如患者颈椎有屏障，可提醒我用什么办法解决。我觉得这对临床医生是一个挺重要的指示，有没有可能帮临床医生找到局部阻碍或流动的能量，对治疗方案有些提醒？

DX：我理解得不一定对。一条河流动起来需要点时间。明天他（指被扎者）就会好很多，因为转起来了。只要水出来了，转起来，它会慢慢消减。但你针刚下去就没有了，那肯定出问题了。我觉得需要个过程。你这个不是局部调整，是一个大格局。

ZRJ：左常波老师讲是布阵的，所以我们不能对每个点进行调整，这就是一个局部过程。它在调理中真有变化，统一头部能量上去再进行调整，左右再进行均衡，后面颈椎淤堵很厉害，能量再向上流通。我认为这个整体布局是有效的。

LX：针灸过程中，病人出现的情况其实我是会感受到的，这是一个非常自然的过程，这是传统里一个长期存在的事实，包括《黄帝内经》也讲得很清楚，针灸是调神与气，这是我要说的第一点。

第二点，具体说到这个演示。针灸医生扎针的时候，是根据病人本来的能量格局的，但它背后还有个肉体格局。水量是增加了，能量流通度比过去提高了，但阻碍还在。可以想象在一个干涸较久的河道里，第一阶段肯定是先增加水量，然后表层开始流动。但因为长期干涸，它需要时间，因为局部能量跟身体细微经脉已经形成了一个网络。肯定要等人体能量到了一定高度，表面流速越来越快，带动中层再带动底层。这跟自然界是一样的。

就这个病人来说，他定期这样扎针，肯定能量会提高，也更均匀。我想问，大图上可以看出他的手后来反而温度低了，是因为中间能量高了。从这个原理来看，能不能说扎完针包括睡了 1 小时，他原来能量的发散趋势变成往回合缩的状态，这其实也类似于刚才左常波老师说的能量潜存的状态。

ZRJ：他扎了两针。大叉穴与阳明经穴位离得很近，这样扎上了以后，我们叫升降出入，增加了气机回缩的过程，能量向头部集中。能量流动过来以后，双手能量会相对下降。这个过程跟针法还是有关系的。

LX：关于头部的亮点，我原来也观察到，凡是熬夜的、长期用电脑的、搞设计的、搞股票的，因为大量用脑，头部可能会亮一点。老年人右下半身可能会偏寒一点，寒气会多，拍出来可能温度偏低，所以在图像上至少这一点是相符的。

7. TTM 测的是细胞、物质身体发出的气

SLW：昨天左常波老师给人扎针，TTM 测的是细胞发出去的热量或气场。按中医理论，先有气才有物质身体，TTM 测的恰恰相反，是细胞、物质身体发出的气，有没有可能测的这个东西跟针灸改变的气是两码事？还有，一般来说，针灸需要时间来发生物质变化。意识改变得很快，气比意识稍慢，身体更慢。我不知道有没有可能下次再做类似实验，多扎几次针，留几天再用 TTM 去测，给身体时间去反应，再测一下。

ZCR：这个问题值得我们思考：针灸对当下的改变和在未来的改变。斯理维总结了她自己的结论，我是认可的，她说其实首先是意识的改变，然后才是气层面的改变，慢慢产生形体物质方面的改变，其实临床观点也是这样的。昨天做完针灸以后看到影像学改变，里面有很多问题要探讨。譬如针灸完了这种改变能持续多久，未来这个治疗要不要继续。但我依然认为 TTM 提供了一些很直观的印象，可以帮助医生诊断和治疗。

8. TTM 具有科学性，是有效且安全的

GQ：今天我对 TTM 抱着积极的态度，因为我"十五"期间做国家科技攻关这个项目，建立了一套普适的新技术指标体系。首先要确定科学性，我们认为 TTM 是具有科学性的，具体还要细分是定性还是定量评价，后者要用数学语言回答。杨炳忻老师的夫人说："物就是世界由什么组成，理就是我们怎么去观察。过去我们可能观察更多的是没有生命的事物，今天回过头来，物理学家不仅要观察宇宙，还要观察人体、生命、人类自身。"医学界做研究不能凭经验，必须用数学语言来回答问题才能达成共识。

第二个是有效性。我认为它是有效的。再就是看它是否安全，我认为这个比较安全，也比较方便。还有一个经济学评价，要由统一的指标评价体系做个客观判断，才能决定这个技术今后的市场前景和它被政府采购的可行性，政府要不要拿它作为一个健康检测的设备。健康管理三部曲，第一步是检测。

我现在也在努力学习、研究中医。关于中医的物质基础，我有时问学中医的人，也没得到确切答案。我认为中医的物质基础就是精气、气血，西医是从细胞分子甚至基因层面的角度来看的。所以中医和西医对物质的认识是不同的。没必要非把这两个东西交叉，它们对世界的认识的看法可能是并行的。

讨论二　关于生命的医学

1. 对生命的参悟、理解

DX：我接触到大地湾文化、马家窑文化时，觉得是很震撼的。7000 年前的陶俑上画的是非常精确的天图，我们对此不理解。而昨天讲中华古文明更是有很多我们不理解的地方。

XAL：关于中国的先贤、先哲们对生命的理解，我们做了很多思考。其实我们讲历史唯物主义者，说劳动人民创造了历史。但先贤也是劳动人民，只是他的智慧跟别人不一样。

黄帝大战蚩尤之后，黄帝一族的东西留下来了，蚩尤的没了，这是中华文明一次大的损失。一些文明被埋在地下了，大地湾文化、良渚文化出土了很多陶器、青铜器。为什么不能讲呢？我们觉得这东西就是在中国文明里创造的，就是我们看到的。

从这个意义来说，这种认知里有很多真知灼见，但只能是小众的，很难拿到庙堂之上讨论。再讲深一点，才能讲到对生命的道德的领悟。比如"天人合一"，"天"指什么？"人"又指什么？我们讲"天人合一"，为什么这里不讲"天地人合一"？"地"去哪里了？"合一"，这个"一"是什么？

我们平时都在讲中华文明的很多概念，但没把这个概念的真实含义搞清楚。所以，不要人云亦云，跟随某个大家的观点，比如中医史上几位大家的注解。他们对中华文明有很大贡献，但我们能不能再真正振兴这个东西，我觉得唯一的途径、最好的理解途径就是自己去思考，去感受。感悟天和地，你才会知道天是多么伟大，地是多么跟你相应。举一个最现实的例子，看病。其实人与人之间的感应差得很。两个人站在一起，如果一个气场很强的人站在旁边会不舒服；医学也是，把风湿性关节炎的病人和脑卒中的病人放在一起治，两个都好得很快，因为两个场互补，互相增加能量。这是生物的场合。

我觉得这些东西是我们对生命的参悟、理解。我们应该找到祖先最精华的部分。但我是认同刚才杨老师讲的，现代科学里最接近中医的是钱老讲的话，他最能用现代语言讲清楚。他在研究动力学的同时还能把生命的东西悟得那么透，我特别想读他那些没发表的笔记，一直想找他儿子也找不到。

　　我再讲一个浙大的老校长竺可桢。他曾对《道德经》做了一个很好的注解，那本书现在不知道去哪里了。这个是据我了解对《道德经》最好的一个注解。《道德经》注解那么多，包括《黄帝内经》的注解，你对法于阴阳、和于术数如何解释？《黄帝内经》前9章讲天地人的问题，那个理解清楚了，后面是法。张仲景的《伤寒杂病论》就告诉你一个很简单的注解，就像搭积木，6个面拼接出来，用最方便最快的方法就把病治了。这是很伟大的，但是他还没给你上升到《黄帝内经》那个高度。

　　那个高度是什么？我不知道，我们真正应该好好悟这个。中医的根本的东西在哪儿，更经典的东西要好好讨论，把这个理解透了。

2. 天地之道的模拟与再现

　　ZCB：如果未来医学有个方向的话，应该是关于生命的医学。其实古代贤人有很多关于生命科学的经典流传下来。我觉得两套东西值得关注，一是古医经、医经，医学的原典《黄帝内经》，二是现在很多古医学的原典、经典，这些东西也是集大成的，有天学有人学。我们用它来指导医疗实践。

还有关于生命之学的一些成果，在中国的丹道经典、丹经里，但它操作系统又不一样，不像医经是让我们用来治病的，它是让人更主动去掌控自己生命的运转。这个过程可治病，还可达成生命的一个自我完善。

丹道经典都有哪些启示呢？都说《周易参同契》是万古丹经王，说中国丹道有内丹、外丹，外丹即烧炼，内丹即对生命的掌控、修炼。从《周易参同契》里能看出这两套东西。但我认为《周易参同契》里更多是天地之学、天地之道。古人用这种天干地支符号学描述了对日月地的观察。

日月地对应在人体上就是水火土的寓意。有人说中国一些古文明要从源头去找。中国的古天文学、古历法学有没有道理？有。古代讲人法天，天法地，地法道，道法自然，其实天学历法揭示的规律可以在人身上找到对应。我认为《周易参同契》其实主要是对日月地的观察，身体的自我修炼完全是天地之道的模拟和再现。我们有没有可能从这些更经典的关于生命的哲学里找到更富现代性的东西呢？我就在做这样一种实践。生命哲学是未来医学一个重要的方向，关注生命本身，关注经典，研究其中对天地的看法。在藏密里有套经典《时轮金刚经》，我曾跟南怀瑾先生探讨过，它描述了藏人对历法的一些研究成果。

3. 能量医学：连接东西方医学的桥梁

XSDF：我们在这里探讨未来医学，我想听听从一个西方人的角度看，我们是走在一个什么样的路上？您对我们的前景如何看待？

SLW：我头一次作讲座是李老师请我去讲的，讲完之后，他们写了一篇文章汇报了一下。我看这篇文章的时候，有一句话让我非常惊喜。他说我没有把气当成一个哲学上的概念，而是当成一个事实。我一看就傻掉了。我想，他们没有觉得气是一个事实吗？

怎么预防受到病人的一些气。我觉得也可以打坐。如果你的心非常静，病人发什么样的信息，你是能知道的，但你也很清楚跟你没什么关系，它过去了就好了。你一怕说"我会不会受到这个病气"，一担心，一抓，完蛋了，就病了。所以你不要担心，一担心就完了。

几年前闹禽流感。有一天，我看的都是各种各样的传染病，我想如果我晚上还活着，那我真的很厉害，结果一点事都没有。过不了几个月，有一个小孩来找我看病，就是一个普通感冒，他不停地往我身上打喷嚏。我突然一想，他的病毒全都往我身上吐。我后来感冒了，就这么简单。

西方有一种医学流派，译成正骨医学。实际上不应该叫正骨，应该用另一个词来描述。它是一种能量层面的医学。这门医学有4个领域，其中也有非常机械化的，像美国就以矫正身体为主，但他们都非常重视打坐。这种体系把人体看作一个不断流动的液体的动态体系，是一种非常精微的气的调节。气也可以理解为类似筋膜内流动的液体。医者需要把他的意识、能量、气统一起来。当医者把手按在患者的头部，感受到的应是穴位的能量涌动，如同呼吸。如果有些地方有病灶，就会感到能量瘀堵。他们把人体看作一个由不同能量层次组成的网络，从元气角度直接进行调节。我认为这种医学体系可能成为连接东西方医学的一个桥梁。

XSDF：斯理维老师和法国能量医学学院的瑞吉医生已经学习了很多年。瑞吉医生师从雅克爷爷。雅克爷爷是经典中医一个非常精深的沿袭者，他创建了一套体系。我曾经体验过瑞吉医生的手法，感觉像他在我身上弹了一首钢琴曲。他不是用劲去搬什么，而是把手放在各个部位，调节能量。说老实话，20 分钟后，我当时因为打球引起的问题就消失了。墙内开花墙外香。有些非常宝贵的中华传统医学的东西，反而在海外得到了发扬。

4. 提升内在训练，防护病气影响

XSDF：左常波老师，很多治疗尤其您讲的牵扯到神层次的治疗，都会谈到对治疗师的能量保护和病气互相传导机制。您怎么看？您如何做这方面的防护？

ZCB：内在训练其实对医生来讲非常重要。我不认为自己是非常敏感的人，我是通过专注和努力，通过一根针去学习。但确实有非常敏感的人从脚底排寒时，有些敏感的人会描述脚底冒风，旁边有些经络敏感的人会感到特别不舒服。我不属于这种人。但长期临床中，我发现当我们专注于气和神的层面去操作时，确实受影响。敏感的人很快就感受到，不敏感的人当下没感受，但会有积累性的影响。

我受过这样的影响。某年国庆，我给一个企业家看强迫症，看了5天。操作的时候我没有觉察到对我有什么影响，很专注、不设防。5天后，我有半个月都感觉这个世界很灰暗，非常绝望，我经历过，这种影响是有的。

后来我就想到一些方法。个人感觉有效的就教给别人，有些很敏感的人做了也有效。我们在针灸操作的时候，首先尽可能接触时间短一点。即使拿针操作，我觉得上半身对我影响少很多，在脚下操作会有东西影响多一点。

我觉得要设法解决这个问题，除了提升自己的觉察力以外，更重要的是把自己身体的内在训练提升一些，让自己有更好的阳气、充盈的身体去面对，可能会更好。

5. 未来医学立足于解决现实问题

ZYX：中药其实有很多可以研究的东西。中药讲配伍，到底哪个在起作用，谁说得清？中药指纹图谱也有个毛病，比如人参跟绞股蓝的主要成分完全一致，但作用完全不一样，那怎么办呢？谁说得清？我学物理出身，也搞蛋白质组学。中药也有所谓高组分和低组分，起作用的往往是你看不见的、低组分的东西，就是低表达的东西。有效成分可能表达很低。到现在为止，很多中药你不知道，所以对中成药我持怀疑态度。

香港大学做了一个关于黄芪当归补血汤的研究，用两种中成药来做毫无效果，用原料做有效。但当归和黄芪真正的有效成分是什么，还没找到。我搞电磁理论，人们想象不出来电磁波是什么东西，我可以描述它是什么样的，但谁会信？只有测，测出来就有了。我们能不能测出比如说一个名方里的有效成分到底是什么？

YMS：必须面对现实。过去有效的一些东西现在不一定有用，过去的方子，现在拿来不一定行。现在扶阳跟过去也不一样了。过去遍地都是天然的东西，现在能产好中药的地方很少，天然的东西更少。我们讨论未来医学，要立足于解决现实问题。

药要不要研究？还是要的。但不能停留在这个状态上。因为我们面对的是几个亿的群体，面对现代这么多人看病难，要解决问题。

所以，我们要讨论一些在这个社会可以实施的东西。当今工业发展的前提下，我们要寻找自然地走向健康的路径。所以我主张把群体化解决问题放在一个重要位置。个性化当然重要，但是群体化更重要。

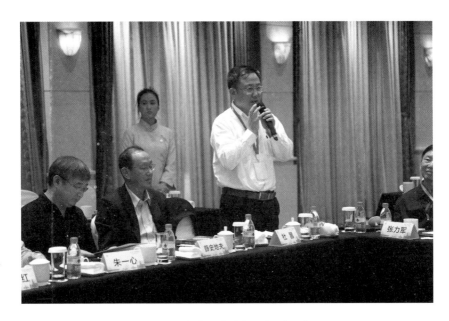

第二届未来医学论坛现场（八）

讨论三　给未来医学清晰定位

未来医学一是要顶天，二要落地。中国的航天技术在追赶世界先进水平，登天技术我们现在水平非常高了，但落地的技术跟美国还有很大差距。方向、道路的选择是至关重要的，但怎样落地？怎样真正实施这个"健康医学工程"？

1. 疾病其实是人体正气修复过程的反映

LX：我作为一个中医的临床医生，在大学的时候，20 世纪80 年代也是看新三论老三论，包括金观涛老师《整体的哲学》，谈到自组织自稳态，在《伤寒论》里面阴症和阳症，三阳就是太阳、阳明和少阳，其实是人体正气修复自我的一个状态，到三阴的时候就失去这个能力。太阳和阳明确实是人体的反应态，是以反应的方式在修复。少阳和太阴的时候，其实是往两边转化的失衡的态，到了少阴和厥阴其实就是衰竭态了。不管是从中医还是西医，确实要从功能态来考虑问题，可以把很多现有的对疾病的分类重新来看，比如说在临床中可以发现，其实皮肤病是所有问题的第一层反映，尤其像荨麻疹，表浅的皮肤问题。到了内分泌和免疫系统，自身免疫性疾病，其实相当于太阴状态。

第二个，以前我们的老师也谈到，我们也发现，有些很严重的红皮病、牛皮癣，它如果没有机会在皮肤里反映出来，留在体内基本上都会往肿瘤方向发展，或者是身体内部的脓肿，或者急性的内部炎症反映。

还有慢性病复发的问题，每到秋冬，有一些慢性病会复发。现在都把它当病复发去控制。但在中医来看，按照刚才说的系统工程来看，人体所有症状、疾病其实是人体以正气为本的修复过程的一个反映，所以像这些慢性病的复发，其实就是刚才讲的，阴病转阳，是人体自己修复、正气修复能力的势的提升，我们要考虑这个势。重要的不是把这个势头压下来，而是顺势。

这种时候方向就对了。传统中医里也常谈到，对一个疾病最重要的是看他本身的修复力、正气、精神稳定性，格局稳不稳定，是在向阴的方向转化，还是向阳的方向？如果向阳的方向，你只要不乱治，甚至不治疗，在心态、生活方式、输入输出方面注意，避免一些干扰，它其实自己就会好。

　　YMS：这个旋转磁场比那个静止磁场效果要好得多，旋转磁场究竟是怎么回事儿？我理解，首先红细胞里有 20000 个血红蛋白分子，每个血红蛋白分子有 4 个点，你在旋转的时候给了每个红细胞一股力量，让它动起来。其实人生病很大程度就是红细胞聚集，血液黏度高，血管里头有那么多红细胞，真正干活的没几个。让每个红细胞都转起来，去送氧气，这个人就不可能生病。这与共振平衡有关，是正好符合他心跳的谐波，如果跟他的谐波一致，效果可能更好。

2. 人体自组织存在吗

　　DX：这就是上午为什么我说不是自组织，其实就是这个原理。

　　YMS：自组织是肯定的，当你血液供应好了以后，整个过程是自组织，血液仅仅是提供能源。朝哪个方向走，怎么个走法，完全靠它自己，不用去管它，越管越乱。现在医学常常去管它，中间找个靶点什么的，越管越乱。我们的责任就是给它提供能源，当能量充足以后，它自己会运转。

ZWD：中医理论很难传下去，是因为没有科普性的东西。我就是写科普的东西，内经不但治未病，还讲健康。人的健康靠两点，一是身体健康，二是心理健康。心理健康关键是七情六欲，身体健康关键是环境。

ZLJ：自组织是一个根本的问题，我们今天讨论未来医学，有个很大的原则问题，我们人为干预，到底是在帮忙还是在帮倒忙？人为比自组织能力差，就帮倒忙了。

DX：我讲一个真相，然后提一个问题。好多专家学者都讲人体自组织，我认为人体自组织是不存在的。第二，我提个问题：您认可宇宙大爆炸理论吗？所谓医学的进步，依赖着哲学和物理学。医学其实最核心的是两个问题，一个是宇宙模型，一个是人体模型，其实这个是错觉，不存在人体自组织。对这种现象的理解是我们一直犯的错误，它根本不是一个有意识的组织。

YMS：钱学森的意思就是唯象，把这个现象转化出来，我们遵循规律办事。我们不是说对世界加强认识就弄清楚了，现在是，只要能重复出现的，就要把它找到，然后去顺应它，如果讲到究竟有什么道理，则各有各的说法。

3. 物理学与传统医学的结合

GZ：我们现在吃到的明虾是淡水明虾，你们知道是谁从海水到淡水来驯化它的吗？是萧山的一个农民，把虾用海水养着，今天舀出一些海水，再倒进一些淡水，这样两个月就淡化成功了。我们农科院进行很多次试验都没有驯化成功，这是我参加科学考察的时候听到的，所以说民间力量非常大。中医高手也可能在民间，但我希望我们的中医把成果贡献给大家。现在的高手，像徐安龙校长拜见的很多人都不愿意站出来。我是学物理的，人就是一个物质，杜老师也想把物理跟生命融合一起，这是很有意思的。刚刚说那种磁场为什么转起来对人体更好？从电磁场理论上来讲，不转的话，只是局部对人体有效，而它又是低频，低频可以穿过整个人体。肩周炎是排列不均匀，从物理学上来说很简单，介质不均匀，就有电阻，某个地方发热就特别大。所有物质肯定是向最低能量状态运动，使它稳定。

还有一点，我是学电子物理的，但现在在搞生物学，蛋白质组学。我搞了很多年，觉得非常困难，但我觉得还是要做。因为很多人接受不了，我们得用我们生活的物质年代的人的语言，去向他们解释中国古文明。人家不服你，我们去解释，我们的文化才能发扬光大。最后我介绍一个很简单的例子，就是不管是大到人，还是小到分子，在电磁场理论里面就是一个偶极子，有天线就可以接收能量。人还有一些化学性质，有一个蓄电池的功能。我们在电磁场里用到了灭菌，只杀微生物，不杀有效成分。大家知道西瓜汁只能保持 20 分钟新鲜，用我们的技术你可以喝到瓶装的新鲜西瓜汁，色香味都不变。还有我们处理过的酒，不光是味道不一样，还有处理过的水，人喝了会有感觉。物理学很有意思，也可以跟传统医学结合，让我们普通的人能懂得中医的奥妙在哪里。

讨论四　未来医学以健康为主体

1. 从集成论看未来医学

ZCR：刘力红教授谈到了心性，谈到了形与神聚，他认为很多重大疾病背后都有内心的问题，这跟我的临床观察是非常一致的。我相信这一点就是未来医学要面对的问题。生命本身是形与神聚的。刘力红教授还谈到了"天人合一"。养生，养的是生命，生命从哪来？人生于地，悬命于天。人的生命和天地有关。这值得临床医生去关注。

TXW：我是浙江大学的一名老师，我不是医生，也不是研究医学的，而是从事基础研究的科学家，但我觉得健康问题非常重要，我要讲的是从一般集成论看未来医学。

简单谈 3 点，首先说一般集成论，然后谈不同层次医学的多样性，最后谈谈未来医学。

什么叫一般集成论？我主要对脑功能成像、脑的高低功能包括认知和意识感兴趣，所以从物理方面看很多的书，认识到脑是非常复杂的系统，存在各个方面的集成，包括结构集成、功能集成、信息集成、心理集成、行为集成等等。我慢慢觉得集成是一个普遍现象，在自然界、人类思维和人类社会里都存在。所谓一般集成，就是普遍存在的集成规律，我叫它 general integratics。我讲的集成是一个动态过程，系统不断优化的过程，它普遍存在。譬如在这次会上很多东西都跟集成有关，譬如杨炳忻教授讲的"天人合一"，有的教授讲到"四位一体"，刚才一位老师谈到身、心、性，都是集成。

集成是一个不断优化、不断发展的过程，把这个集成体不断地推向高的层次。我们写了《一般集成论·向脑学习》，我觉得这是一个普遍规律，可以应用到各个具体方面。我们讲一句话的过程就是集成，把字词有机地按语法组织起来，在组织的过程中优化，就是集成。我们开会就是集成，把不同意见集中起来，提炼，优化。

2. 未来医学是不同层次的医学集大成

今天我谈的是从一般集成的观点看待医学。在医学里已经存在的流派体系是多样的，它们实际上是不同层次的医学，相互之间都有联系。我觉得未来的医学是不同层次的、多种多样的医学集大成。所谓集大成不是并列，也不是拼凑在一起，而是把它优化，组织在一起，得到一个高度提高的医学体系。它是一个发展的过程，是不断优化的过程，也许我们通过这个观点可以帮助健康医学发展。我们要研究的是怎么把不同层次的医学集大成，怎么优化。

XSDF：唐孝威教授讲的这个集成的概念，可能和西方学者讲的整合医学的概念是比较接近的。就是对不同医学流派，不是用黑白二分法进行分别，而是对每个流派给予相应尊敬，因为它们在不同层面上都对生命作出了不同层次的诠释，从而引导出不同的治疗方法。

TXW：我强调的这个集成是优化的过程，不是把它们融合在一起，而是要不断发展。它们相互作用，不断优化。它是一般的规律跟方法，以及在各方面的应用。人和机器的集成有它的规律，现在我们健康医学也有自己的规律，但怎么能把它们有机地集大成？我上次跟杨炳忻教授说，过去叫中西医结合，不如叫中西医集成。

XSDF：请俞梦孙老师多分享一些如何落实这种使不太正常的生命或功能状态，通过转换机制来达到更和谐的例子？

YMS：这方面的例子还是很多的。唐孝威老师刚才那个发言，我觉得这个本质上就是认识，钱学森讲的认识复杂系统唯一的办法就是从定性到定量的综合集成，就是优化。其实我们对问题的认识就是不断实践，再在实践中不断修正到接近本质，但永远到不了。这可能就是你说的优化，不断接近事情的本来面目。

3. 利用过渡态增强适应力

YXQ：我举一个例子就是我自己，去年我到部队去调查。西藏地区谁也不敢去。同事在房间里搞了一个模拟低氧状态。把氮气充进去，让氧气浓度降低，先模拟 3000 米，3000 米我觉得头晕难受，模拟 2600、3000、3500、3800，一点点，每天训练两个小时，就是一个过渡态吧，慢慢适应。我去了以后跟没训练的人大不一样，他们才 40 多岁，我 70 多岁，可是我下了飞机完全正常，跟到昆明的感觉一样。

　　另外还是关于看病，我比较在意跟病人聊天，了解他的心态。如果他很痛苦，压力很大，治疗很难，走进来哭了，能帮他笑着走出去，这种病我就非常有信心。我还不太理解，但我主要看心，心是关键，心在大脑里边就是神，总而言之我觉得心态最重要。如果心态能够扭转过来，把压迫变为动力，那病就能治好。

　　YMS：气在先，结构在后，这个我想是普遍规律。过渡态，也一定是功能先改变然后再结构改变，结构改变是为了把耗能降低，功能改变是为了当下适应环境，但适应环境的过程一定是高耗能的，使人不至于失稳。

　　调控的过程和适应环境是一样的道理。功能和结构当然先有结构，但在适应环境的过程中，恐怕是先有功能再有结构。平原地区的人到西藏去，结构不太具备，但是如果循序渐进地训练，没多长时间，一旦功能建立，就可以等待结构产生。这个结构的产生也是世世代代的，据说西藏居民到现在这个结构还没完全形成。但我们要在那个地方健康生活，不能老是这么走，会有问题，高耗能耗到一定时候会走向反面。中间有一条界线，要把这条界线摸清楚，把规律找到，顺规律做事。顺便说一句，上高原这件事，身体素质不行的人，不要硬来，会有危险。

4. 关于物质基础的探讨

FXH： 我们做科学研究的其实经常搞科普。不搞科普，老百姓听不懂，心态不好的人就利用科学来愚弄老百姓。宏观的东西一样，如果我们没用普及的语言把中医理论讲给老百姓听，他们也可能被人利用。讲话如何让他们听得懂，从整个人体科学来说，如何把微观世界和宏观世界结合起来？怎么用现在的科技去解释现在目前不能理解的宏观世界的现象？如果能找到它的物质基础，大家就都明白了。我听那些阴阳五行，相生相克，天人合一，觉得这些在分子学、细胞学中也存在。信号通路里各个分子，抑制类的分子，那个分子跟这个分子相通，信号作用，也可以套到这个框框里来。反过来，天人合一的物质基础、分子基础是什么？怎么去探讨？

YMS： 如果真的想解决问题，你现在这个思路我预计再做个10 年或 20 年也不会有太大进展。还是要回到为什么这个人会发生肿瘤，然后想办法。我不反对在微观上做这件事，微观上做的事一定是要为整体考虑，把整体的功能状态讲得很清楚，这样你就贡献大。

FXH： 病了以后情绪怎么反映到心理状况，心理状况又进到微观里了，心理状况就影响免疫系统了，免疫系统怎样受到控制，攻击还是不攻击这个癌细胞，我也可以把它关联起来。

YXQ：我做了一些实验来证明新生性疾病是有物质基础的，从细胞到神经免疫蛋白 NIP，到热修复蛋白……就像他说的，我发表论文来说明有物质基础，在临床诊断和治疗上没多大作用。所以我现在基本上就做睡眠检测状态。

YBX：我大半辈子搞核物理的实验研究，就想把机理弄清楚。俞梦孙院士发现了低频的旋转磁场对人类健康有非常好的作用。大概 5 年前，我胳膊有点毛病，在俞梦孙老师那个地方睡了两个小时。第二天早上，伸胳膊伸腿，忽然有了舒服的感觉，不到半个月，慢慢好了。你说机理清楚吗？我夫人是科技大学的磁学教研室主任，水平也不低了。我问她，她回答不了这个问题，但这个对健康就是好使。很多事情，尤其在健康上，机理不清楚没关系，只要好使、对健康有用，我们用起来再说。

FXH：其实我是中医针灸的受益者，因为我以前在美国的时候有眩晕症，每个星期发作两次，美国的西医建议做手术。后来听说一个民间中医就在旧金山，我就去了。针灸 8 次，到目前为止 10 多年没犯。我也不能解释，但我是受益者，我很敬仰中医科学。

5. 全面了解生命的规律

DX：现在医学和科学有时会有一个情况，比如说把现象当原理。一个现象跟另一个现象伴生，但不一定这种现象就是原理，它其实是一个结果，是个伴生现象，不断运动产生了一个积累，但人们往往把它变成原理。

我们开会其实就是一个集成现象，开完会虽然说没结论，其实所有该产生的都产生了。大前年，我们山里有个书院，有 2000 亩（1 亩 = 666.67 平方米）山地。两个英国搞公益的人来找我，问我搞了这么多项目，怎么监控呢？他说这在英国是最头疼的问题，找了好多人都管不好。我指着窗外面的山说，我大概是两年前种了 10000 棵小桂花树，因为很香，我种了很多。该活的都活了，其实这就是个集成现象，是你跟天地自然，包括我们相互之间的这么一个运动。这种运动最后真正带来的结果超过我们的智慧，这其实就是中国人讲的先天智慧，或者叫无为无不为。无为就是不掺杂你意念的东西，因为没有你的意念，它究竟是个现象还是原理，就清楚了。

ZCR：刚才俞梦孙院士总结了身体的规律，这规律可能包括两方面，一个是他综合观察了生理运作机制和病理转化机制，弄明白了。我觉得最大的问题在于如何去找到这个原理、规律，然后再落地。一个真正的好医生，可能要全面了解生命的所有规律，包括尽可能去接近类似刘力红教授所谈的形与神聚。

6. 未来医学的本质特征是关注生命

YMS：上午我们说的这个过渡有一个非应激，第二个就是生理性病，这是最重要的，我们说的到高原期的过渡态，其实每天都有一点生理性的应激，不能让他今天应激了，明天就小了，每天有一点，效率就非常好。但如果过了头，就变成过负荷问题，就有可能转到病理上去了。界限在哪儿？我通过睡眠有点体会。为什么要睡呢？是为第二天做准备，是一个阴的过程，调整自己，当你经过第一天应激，第二天的能力就不一样了。如果你头一天的应激错过了，一定是睡眠有问题。一旦影响到了睡眠，自生能力就会下降。睡眠是非常重要的。我们了解人的状态，睡眠放在第一位。

ZLJ：俞梦孙院士，刚才您讲到心脏这么精妙的一个器官，讲到一些波的问题和共振的问题。10 个器官从 0 到 10，不是讲的那个频率吧，只是讲不同，那 0 和 1 是怎么个分法？

YMS：0 主要指心，按工程角度来讲，0 是波的平均值。1 指肝，因为肝是所有器官里质量最大的，共振频率和心跳几乎一致。肾脏排老二，频率是它的 1 倍，120。再下面是脾，老三。心跳呼吸有 180 的成分，有 240 的成分，就是 60 的倍数。

如果是这样，我们治病的办法多得很。这人哪个器官供给不太好就能看出来。最近我们造了个比较准的血压计，现在发现年纪轻、身体好的人血压很稳，测很多次差不多，但身体不太好的人，波动性大。因为谐波变了，就是由这个波度组成。动脉坡度是一个脉波，下面是一个舒张压，上面是收缩压。因为供血十分自然，需要输入时打开，节省能量，不是随便供的。需要时打开、关上，如果这个人缺血，打开的时间长了，这个谐波一定会下降，因为等于漏气了。

TN：我也想讲 3 个观点。一个我觉得未来医学，本质特征是关注生命，而不是关注疾病。刘力红老师讲疾病与患者的情绪是相关的，我非常赞同。马克思说，人是一切社会关系的总和，脱离了社会环境、自然环境，对疾病的治疗作用很难发挥到最大。我们真的去关注生命的时候，可能带来的结果会是完全不同的。第二，要让非健康人群、病患从被动、被治疗，成为一个主体的人，就是哭着进来笑着出去。医生应把患者当作一个人、一个生命来对待，而不是只看到对方的病。患者自己应把问题放下，保持健康心理，还要让家属参与进来，让自己成为主体。第三，去除绝对化概念，要从单项绝对性的思维，向中华传统文化中辨证的中正和谐思维前进。道家讲无为而无不为，佛家讲自性自度。阴阳五行本质上就是这么回事儿，什么都要和谐，都要合适，没有更好，只有更合适。

生命作为复杂的巨系统，每一个点，每一个部分，跟你的整体生命是有密切相关的，你要是切掉它，阻断它，实际上带来的是什么。有人就有疾病，有权力就有腐败，关键在管控。

另外就是这个健康理念，我觉得应该符合整个社会科学理念，以人的生命为主体，如果能够出这样的成果，不仅对国人的健康，对国家的发展、实现"两个一百年"，对探索我们从哪儿来要到哪儿去，都具有重大意义。

7. 给生命一些时间和空间

LX：刚才谈到肿瘤的问题，我是一个临床医生，学过一点西医，如果概念有错误请大家指正，这实际上是方法论的问题，我来请教诸位。我先从一个案例讲起，就是在现在的很多诊断当中，它会不会只是身体的一个功能的反应态，或者调整，而这个调整状态牵扯到多层次，不光是在功能层次，也包括气体，包括精神、心理、肉体层次？举一个例子，比如说糖尿病和高血压的初期，最近 10 年实际上很多人，就像今天有位老师谈到，从来都不量血压，偶尔去量一下，才发现不正常，严格按照西医的标准，应该监测至少 1 个月以上，如果是持续的高压，没有降下来，才能扣上高血压的帽子。

但这个帽子也是有问题的，也就是说我们把身体的一个调整状态、反应状态，错误地当作疾病状态来处理。有个例子我印象很深，在 2004 年的时候，有一位 46 岁的国企管理人员，涉及改制什么的，退下来了，没有得到妥善安置，就是一个应激性的心身反应性的糖尿病，先是血糖升高，于是马上戴了帽子，用了降糖药，有了这样一个帽子之后，他就更紧张，要住院。两个礼拜打 1 次胰岛素，服药也降不下来，他来找我，我跟他聊一聊，发现他身体非常好，精神很稳定，睡眠也很好。睡眠确实非常重要，它是人体自组织的一个最重要的标志。它的核心性的指标，有各种说法，这个是一个归根复静的指标。先天的一个指标，表述语序不同，大便正常说明消化系统很好，出汗正常小便正常，说明他中焦、下焦、表气、卫气、元气都还不错，当时我建议他每天走路两个小时，然后开了一些很简单的中药，不过有效成分肯定对糖尿病是没有直接效果的。两周之后，血糖就明显下降了，然后把胰岛素停掉了，一个半月之后就完全正常了，大概在 3 年前他还是很正常。包括像高血压这种一时性的反应我们现在当成病了。刚才唐宁老师也谈到，我们为什么不能给生命一些时间和空间，让它自己慢慢组织呢？这是第一个方法论的问题。

第二个关于癌症的问题，我在大学的时候对癌症特别感兴趣，因为老师鼓励我们，征服癌症就在你们这一代医生身上了，我看了大量文献。一晃 20 多年过去了，就像昨天我谈到的，我们对世界的认知其实是随着这个时代的认知的发展而进展的。我记得最开始看这些早期文献，还有那个时代，20 世纪 60、70 年代的癌症治疗，都是一个组织学的、器官学水平的，一个包块，把它割掉，或者说他局部有伴生性的炎症，伴生性的血液的供应过多，这个时候正好是 20 世纪 80 年代末的血液流变学。再后来发现有肥大细胞的问题，分子生物学免疫性的问题，这个机理就到了这个水平。到我读研究生的时候，又到了基因的水平。就是说这个机理其实是在多层次显现，我一直有一个疑惑，这些多层次的显现，它究竟是原因还是结果？我们在找机理的过程中，从方法论来说，会不会进入了一个逻辑的陷阱，把肉体，就是生命、身心集成体，他的整个生活、整个世界，有形无形世界的能量、信息、物质的交换出问题之后，他这个失常的状态，病理性代偿反应过去的时候，都有一个结果？所以所有的层面其实都只是一个结果，但我们会不会因果倒置了？

8. 中医与西医是一种并行关系

GQ：从医学的角度，不管怎么样，我们医学从西方医学和中医医学到今天，我觉得质疑中医没有理论基础是很荒唐的。怎么会没有理论基础？我们说中华文明到今天，中医学里很重要的起源，伏羲的《易经》、炎帝的《神农百草经》、黄帝的《黄帝内经》。我学西医，我觉得要想把这 3 本经搞清楚，穷其一生可能都很困难。

所以我们学西医的为什么现在也在思考、研究中医。对这个问题，关键要敢于辩论。我是国家中医药管理局专家委员会的委员，我发现有的时候中医的人不敢站出来辩论，这让我感到遗憾。我原来在国家卫生部开会的时候，我总觉得中医药比较弱势。

关于中医和西医的关系，我认为现在不要单讲一方，否定另一方，它是一种并行的关系。它的理论出发点、理论基础、解决问题的技术方法都不一样，不要说"你必须按我这个来"。但我现在感到很遗憾的是什么呢，我现在是浙江中医药大学管人事的副校长，管学科和人事，我很清楚，真正发自骨子里，敢真正发自内心大声疾呼弘扬中医的很少，这是可悲的。

中医首先要自信，要敢把自己的理论体系梳理好。如果别人说你没有理论，你就把理论给他看，西医的理论也是不断创新的。今天西医能承认学现代医学有很大的局限性。我们敢于自己否定了，我们在不断探索，无限分化和细化，在非常小的点上实现大突破。

钱学森思想我非常关注。为什么很多物理学家关注生命健康、疾病？数学可以研究纯科学的东西。像当年陈景润的猜想，他可以不管世界发生了什么，一门心思去算"1＋2"，可以很纯。而物理学家在探索宇宙奥秘，包括生命起源时，很自然会用他的理论和我们现实遇到的问题自然地对接，做一些深层次探索。

9. 关于脑和心的探讨

DX：如果人是个"阅读器"，谁在阅读它？刘力红老师觉得我这个问题容易把人引偏。但我不用脑的定义，我没办法，只能用一个词先说出来。是不是合理，我们可以商榷。但我觉得我俩说的其实是一个事儿。

YBX：中医研究院理论所两年前就找我，说要开一次中医理论的研讨会。我说讨论什么，他们就跟我说要"招魂"。听后，我吓一跳。我说千万别，因为现在的这个情况，不能说中医的"魂丢了"。其实我内心早就感觉要做些事了。但是我说，不能用这样的说法，你要用大多数中医界的朋友都能接受的话语来说。

LLH：杜老师您谈的这些东西，从中国文化的角度来说是很有深度的。您讲中国文化最高的是在脑，根据您讲的内容，它很实在，我高度认同，但如果把它具象在脑上还是有问题，因为它在某种程度会阻碍我们的研究。中医在脑是有很具体的一些结论，但在心这块儿，它确确实实是没有边界的。这个问题很严肃。

DX：我试着回答一下。因为其实是心、脑和觉，这个在东方文化里非常复杂。我为什么没有用心来探讨脑的问题？首先，修炼学在中国古代属于科学，不是功法的问题。不要理解它是一个修行、功夫，跟这没关系。真正最高在哪个阶段？脑跟宇宙是什么关系？跟星体是什么关系？我希望还是用物理学和自然科学的语言和方法把它诠释出来。因为中国古代最大的问题是语言的混杂。同样一个事物、现象有很多名词表述，甚至有时候用一句诗。包括刚才张力军老师讲的人的起源问题。这个讲起来很困难。不要推到几十万年前、一百万年前，那个永远研究不明白。但是用任何一个人来研究，则很容易用一些物理学方法就能得出结论，至少得出一个结论的范围。这是很确定的。我们现在就说是一个尝试，玄学跟科学，抛弃原来所有中国文化的术语。

当然这可能是很冒险的。首先钻进去，然后出来把它全抛弃掉，尽量用自然科学和我们这个世界存在的东西去诠释。为什么呢？一个理论或者判断，简单性越强，时代性就越强。这个是哲学，大家都理解。比如古人从来不讲理论体系，不用说老师是谁，因为他已经讲到天、地、道。真正到天体运动的层面，你的简单性就无比的强。

我不是在辩论，每个学生可能都有自己的看法。但我力争统一在物理学和自然学上。其实脑和心在很多时候不是两个身体部位，这是非常难说清楚的，包括觉知、神、意。一旦进入中国语言体系、语境体系里，就会出现很多这种表达的混乱。

LLH：它还是有基本界线。为什么说中国文化的时候，"仁者见之谓之仁，智者见之谓之智"？杜老师讲的是确实存在的。你在哪座山，就看见什么东西；你在哪个层面，就看见你那个层面的东西，但在你层面之下，你是看不见的。因为在中国文化领域，心和脑的差别确实太大。脑在现代科学里，从结构到功能，有相对成熟性。在中医体系里，它也有相对的成熟性，定义为"奇恒之腑"。从中医或中国文化这个体系，心确实具有相当的广博性。用一个更广博的东西去囊括一个更具体的东西可能没问题，但如果用一个很具体的东西去囊括广博的东西，没办法。它可能会为将来的人类研究带来一些障碍。

后　记

宇宙之眼、人类之眼和工具之眼，旨在说明几种不同的视角，目的是洞悉宇宙和人。

中国人讲天人合一，我们的外部环境和我们人体的内部是一不是二，这就是我们的生存空间。

文明自有其特点，上古文明，我称之为宇宙文明，是整体观，是从全宇宙的视角看问题。

后期以及我们现在的人，通过眼、耳、鼻、舌、身、意体会这个世界和自己，甚至连眼、耳、鼻、舌、身、意五官都不能全部用到，五官的通感有时会处于麻木和封闭的状态，不是因为专注，而是因为远离自然，体验越来越少。

现代文明，从西方兴起后的科学文明，大多通过工具客观记录我们所处的这个世界和我们属于人类的感知，主要从颜色、数量、气味等因素去感知世界，算是我们觉知、感知的延长。

这 3 个不同的视角最大的意义是角度不同、方法不同。

互相的印证很重要！应该说：宇宙文明很宏大，我们的觉知很具象，可能未来工具这种视角的客观性对我们也越来越重要。

人类的视角在不同的时代有不同的表达方式。

例如我们看两三千年以前写的文章，记录的东西，会跟那个时代的文化、风俗、约定俗成紧密相关。

举个简单的例子，比如说在 20 世纪，我们很多文章都可以约定俗成写 48 年、72 年，大家都很清楚就是 1948 年、1972 年。但是因为这个原因，就会造成了所谓的千年虫的问题。共同的习惯就会造成那个时代共同的东西。

现在我们看庄子的著作，你可能会觉得很奇怪，以为是一个禅宗大师的一个著作。他跟禅宗的非常多的东西是很相似的，而且更加简单、直接、深入本质。为什么？就因为真理是在那里的，真相是人们发现的。这就是上古时期共同的东西。

不同的文明视角会共同浇筑人类的文明体系。

不同时代的人们的感知、觉知能力是不同的，不同的时代，天地宇宙也是不恒定的，也是有变化的，中国人有门学问叫五运六气就是讲的这个——我们生存的空间和气候变化的规律。

未来我们可能越来越依赖的是工具之眼，这也是未来的趋势。

眼睛可以不同，角度可以不同，但宇宙的真相是唯一的，道源是唯一的，所以"眼睛"是可以换算的，凡所有相，必有其理。如果说过去的医学成就在眼见为实，未来，医学开始进入看不见的领域。宇宙之眼，工具之眼，重新演绎人类之眼。